Tyrannosaurus Pharmazeutikus

R.I.P.
(Ruhe in Perpetuum)

Die Befreiung der menschlichen Gesundheit?

von Karma Singh
© Karma Singh 2018

Veröffentlicht durch den Hesper-Verlag
www.hesper-verlag.de

Mit diesem Buch beabsichtige ich, dem Leser klarzumachen, daß das Geschäft, welches als konventionelle Medizin, allopathische Medizin, pharmazeutische Medizin und die Schulmedizin bekannt ist, in der Tat der zweitgrößte Betrug (nach den Bankiers) ist, der jemals an der Menschheit begangen wurde.

Seit ihren Anfängen als römisch- militärischer Erste-Hilfe-Dienst, hat sie sich kaum weiterentwickelt.

Ungeachtet ihres Mangels an Wissen, Relevanz und Kompetenz, hat sie Vorrang vor allen anderen Modalitäten der Gesundheitsversorgung beansprucht und sich dadurch zur Hauptursache für unnatürlichen Tod und schwere Verletzungen auf unserem Planeten gemacht.

Danksagung:

Es gibt viele Menschen, die mir geholfen haben,
Material für diesen Band zu sammeln und die
hier erwähnten Hypothesen zu überprüfen.

Das Pharmakartell wird dieses Buch nicht mögen
und einige von denen, welche sich an diesem
Trog nähren, sind wirklich keine netten Leute. Ich
habe mich daher entschieden, Euch nicht
öffentlich zu nennen, aber Ihr wisset sowieso, wer
Ihr seid.

Dankeschön

Ich habe bewußt beschlossen, die sog. "Rechtschreibreform" nicht anzuwenden. Nicht allein weil sie komplett irrsinnig ist, sondern vielmehr, weil ich der Meinung bin, daß man hierdurch dem deutschen Volk das Kulturerbe entzieht. Gleichwohl bin ich mir absolut sicher, daß Sie aus dieser Ausgabe auch ohne neue Rechtschreibreform großen Nutzen ziehen werden.

Ich bin in vielen Ländern der Welt gesetzlich gezwungen, solch einen „Disclaimer" zu schreiben:

Der Inhalt dieses Buches soll nicht als Ersatz für ärztliche Behandlung wahrgenommen werden. Solltest Du ein gesundheitliches Problem haben, suche einen Arzt auf.

So viel zur Pflicht. Ist natürlich völliger Unsinn. Denn, einen schulmedizinischen Arzt aufzusuchen, ist statistisch gesehen die gefährlichste Handlung, die ein Mensch ausführen kann: Die pharmazeutische, d.h., Schulmedizin ist die Todesursache Nummer 1 in der ersten Welt.

Es ist jedoch eine Straftat in Deutschland, z.B. jemandem von ärztlicher Behandlung abzuraten. Dies tue ich natürlich nicht, sondern gebe Dir lediglich die vielen Fakten in die Hand, welche Dir vorenthalten wurden, damit Du selbst eine informierte Entscheidung über Dein Leben treffen kannst.

Inhalt

Teil II

Woher stammt die Schulmedizin?

Dies ist eine interessante Geschichte, welche ihre Wurzeln im päpstlichen Imperium und der Inquisition hat.

Die ersten Menschen, die solche Techniken benutzten, waren die alten Ägypter während der Amtszeit von Ramses III. Dies hat sich aber nach seiner Zeit nicht lange gehalten.

Die Nächsten, die verstanden, worum es geht und die verheerenden Gebrauch davon machten, waren die Römer. Einer der größten Faktoren, welcher zu ihrer militärischen Überlegenheit führte, war die Tatsache, daß jede Truppeneinheit einen Erste-Hilfe-Dienst hatte. In einer Zeit, während der verwundete Soldaten aller anderen Armeen für sich selbst sorgen mußten, oder noch wahrscheinlicher, langsam starben, hatten die Römer ihre Sanitätstruppen, um ihre Wunden zu nähen, sie zu verbinden, ihre gebrochenen Knochen wieder zu richten und allgemein die Truppen schnellstmöglich wieder kampftauglich zu machen. Es dauert bis zu zwei Jahre, einem Soldaten das Kämpfen im „Römischen Stil" beizubringen. Wenn ein erfahrener, aber verwundeter Soldat binnen Wochen wieder kampfbereit wird, ergibt dies einen enormen militärischen Vorteil, nicht nur wegen der Zahl der einsatzbereiten Soldaten, sondern auch was die Moral der Soldaten betrifft, wenn sie wissen, daß ihre Erholungschancen außergewöhnlich hoch sind, sollten sie verletzt werden.

Während der Pax Romanica ab ca. 250 v. Chr. bis 300 n. Chr., als die Sanitäter wenig zu tun hatten, wurde es innerhalb der Aristokratie Mode, diese Dienstleistungen in Anspruch zu nehmen. Die römischen Mediziner (die Sanitäter-Offiziere) wurden daran gewöhnt, für ihre Dienste hohe Bezahlungen von den Aristokraten zu bekommen, und dies zusätzlich zu ihrer militärischen Besoldung.

Ein wichtiger Punkt, welcher hier angemerkt werden soll, ist die Tatsache, daß die Aufgabe der Ersten Hilfe von Anfang an darin bestand, zu flicken und reparieren, um die Soldaten schnell wieder kampfbereit zu machen. Dem Korps wurde spezifisch verboten, die Ursachen von Problemen anzuschauen, da dies Befehls- oder Planungsfehler ins Licht rücken könnte. Dieser Befehl wurde über die Jahrhunderte zu der festgelegten und nie hinterfragten Grund-annahme des Korps. Daß es eben zwecklos ist, nach Ursachen zu schauen und allein die Beseitigung der Effekte (Symptome) von Nutzen wird. Nach dem Zusammenbruch des Römischen Reichs, mußten viele Sanitäter (die Mediziner) schnell eine andere Arbeit finden. Während der folgenden Jahrhunderte wurden die Aristokraten, welche die Behandlungen der „Weisen Frauen" (auch Naturheilerinnen genannt) vermeiden wollten, um dem normalen Volk ihre Überlegenheit zu zeigen, ihre Hauptkunden.

Weil sie sich auch daran gewöhnt hatten, Preise zu verlangen, die für das normale Volk unerschwinglich waren, traf man Mediziner nur in den Großstädten und Herzogtümern an. Hier haben diese Sanitäter auch angefangen, sich „Arzt" (Griechisch: Oberheiler) zu nennen, auch um ihre Überlegenheit über die Aristokraten zu zeigen, wobei in der römischen Zeit dieser Titel allein dem Chefsanitäter einer Legion gehörte. Diese Sanitäter oder selbsternannten Ärzte, hatten kein berufliches Interesse daran, ihre Dienstleistungen dem Volk anzubieten. Auch wären sie wegen ihrer geringen Fähigkeiten im Vergleich zu den Weisen Frauen, auch „Wikka-Frauen" genannt, in jedem Dorf ausgelacht worden, wenn sie dies getan hätten.
Die Wikka-Frauen (Wikka bedeutet weise) waren die traditionellen Naturheilerinnen, die durch

ganz Europa weitverbreitet waren, lange bevor die Römer auftauchten. Ihr Wissen und ihre Fähigkeiten, was Heilkräuter, Ernährung, die Aufgaben der Hebammen und das Natur-gleichgewicht anbelangte, ließ die Mediziner in allem außer einfacher Erster-Hilfe als wenig ausgebildete Anfänger dastehen.

So wurde ein "Status Quo" etabliert, der sich bis zum Jahr 1484 hielt.

Was also ist im Jahr 1484 passiert?

Vorweg ist etwas Hintergrundgeschichte erforderlich.

Bis zum Ende des 12. Jahrhunderts war die Katholische Kirche so korrupt geworden, daß revisionistische Sekten auftauchten, wovon die Katharer in Südfrankreich die größte und bekannteste waren. Viele der katholischen Bischöfe und Priester sind ihrer Verantwortung nicht nachgekommen und haben sich stattdessen auf das Sammeln und den Genuß von großem Reichtum konzentriert. Unter anderem wurden oft Hochzeiten und Beerdigungen verweigert, es sei denn, es wurde viel Geld im Voraus bezahlt. In manchen Kirchen wurden 30 Jahre lang keine heiligen Messen abgehalten!

Die bemerkenswertesten Revisionisten waren die Katharer aus Südfrankreich. Ihre Doktrin der Einfachheit und des gegenseitigen Respekts, welche durch gut ausgebildete, wandernde Priester gelehrt wurde, die ihrerseits ein ebenso einfaches Leben führten, drang sehr schnell in die päpstliche Macht ein.

Im Jahr 1208 erklärte Papst Innocent III, daß jeder der Waffen zur Hand nimmt, um die Katharer zu ermorden, sofort von allen Schulden befreit würde. Außerdem könnten sie allen Besitz der Katharer stehlen. Auch wurde für alle Verbrechen, die während dieses "heiligen Krieges" oder davor getätigt wurden, im Voraus die Absolution erteilt. So ging der erste gut dokumentierte Fall von Ethnischer Säuberung in Europa in die Geschichte ein.

Um dies danach weiterzuführen, wurde die Inquisition geboren, mit der Aufgabe, "häretische Aktivitäten", d.h., alles was der päpstlichen Macht und dem Reichtum widersprach, zu zerquetschen. Obwohl hauptsächlich die spanische Inquisition in den Erzählungen erwähnt wird, muß man im Kopf behalten, daß zu der Zeit Spanien ein muslimisches Land war, in dem das Papsttum keinen Einfluß hatte. Die Inquisition war ein europaweites Phänomen, welche, obwohl sie nicht mehr die Macht hat, willkürlich zu foltern und zu morden, heute noch immer existiert. Der vorletzte Groß-Inquisitor, Kardinal Ratzinger wurde selbst Papst! Nur in England, das relative Immunität gegenüber päpstlich geforderten Einmärschen genießt, hat die Inquisition keine echte Macht besessen.

Die Inquisition entwickelte Techniken, welche im letzten Jahrhundert durch Gestapo, KGB usw. kopiert wurden, um eine Kultur der Massenangst zu kreieren. Willkürlich Angeklagten wurde "die Befreiung von willkürlichem, bei lebendigem-Leibe-verbrannt-werden" zugesagt, im Austausch gegen die heimliche Benennung von Ketzern. Natürlich wurde dies häufig benutzt, um alte Rache auszuüben, Rivalen als Ketzer zu denunzieren, ohne Angst vor einem Rückschlag haben zu müssen. Niemand konnte wissen, wer vertrauenswürdig war, und die gefürchtete Inquisition wurde der absolute Herrscher der Städte.

Nach der erfolgreichen Massenvernichtung der Katharer und ein paar anderer solcher Gruppen, hatte das Papsttum eine Waffe in der Hand, mit der sie glaubte, eine "endgültige Lösung" zu einem alten Problem gefunden zu haben.

Obwohl die Kirche schon lange die Städte fest im Griff hatte, war ihre Herrschaft auf dem Land sehr viel wackeliger (vergiß bitte nicht, daß zu jener Zeit die Mehrheit des Volkes auf dem Land wohnte). Viele haben lediglich Lippen-bekenntnisse für die Kirche gemacht und deren Gottheiten nur als andere Gesichter von Gott und Göttin angenommen. Viele der alten keltischen

Riten und Feiern wurden weiter abgehalten, obwohl die Kirche seit dem 7. Jahrhundert versucht hatte, ein "christliches" Gesicht darauf zu pinseln. Eins davon, das jährliche Erwecken oder die Ankunft der Fruchtbarkeitsgöttin Ostara, trägt immer noch ihren Namen und das Datum der Feier (Ostern) wird immer noch nach dem Mondkalender berechnet.

Die Kirche hatte ein zweites, noch größeres Problem. Dieses waren die Wikka-Frauen oder auch weise Frauen genannt. Zu diesen Frauen kam das Volk mit seinen Schwierigkeiten und Problemen und nicht zu den schlecht ausgebildeten katholischen Priestern. Von den Wikka-Frauen holten sich die Landleute ihren Rat und Heilung für ihre Krankheiten und Wunden und anderen Schwierigkeiten.

Im Jahr 1458 erklärte der Inquisitor Nicholas Jaquerius, daß die bisherige Abwertung der Wikka-Kraft als bedeutungsloser Aberglaube unkorrekt sei. Er meinte, die weisen Frauen seien Mitarbeiter des Teufels (der von der Kirche umbenannte Naturgott Pan) und daß sie die Ursache für alle Leiden der Menschen seien. Im Jahr 1484 sprach Papst Innocent VIII die päpstliche Bulle aus, dieses Übel und alle häretischen Anhänger auszurotten.

8

Gleichzeitig wurde ein Bündnis mit den Ärzten geschlossen, da sie das gleiche Problem mit den weisen Frauen hatten. Denn mit ihrem überlegenen Wissen, ihrer Kompetenz und den niedrigeren Preisen waren sie den Ärzten weit voraus. Einerseits wurde der gesamte Zorn der Inquisition auf die Weisen Frauen losgelassen und andererseits wurde von der Kanzel gepredigt, daß die Ärzte die alleinigen, göttlich gebilligten Kuriere seien. Ein Status, welchen sie heute noch immer genießen.

Während der nächsten paar Jahrhunderte wurde es in allen westeuropäischen Gesellschaften und ihren Kolonien zu einer akzeptierten, nicht hinterfragten Annahme, daß das Heilen Teufelswerk sei und die Schulmedizin die einzige Methode, welche funktioniert. Auch heutzutage werden die Anhänger vieler neo-christlicher Sekten instruiert, für die Heiler zu beten, daß sie ihre Fähigkeiten aufgeben und sich zur „heiligen Kirche" wenden. Ich weiß nicht, ob die Pharmakonzerne tatsächlich dafür bezahlen, oder ob sie sich ins Fäustchen lachen über diese „kostenlose Werbung"!

Seit ungefähr 40 Jahren wird es den Menschen insgesamt allmählich bewußter, daß jene Propaganda über die Wunder der Schulmedizin fast ausschließlich ein Mythos ist. Täglich erkennen mehr und mehr Menschen, daß die Schulmedizin keinerlei Lösung für deren Probleme bietet und daß sie dies niemals leisten konnte und auch niemals leisten wird. Diese Erkenntnis dürfte keine Überraschung sein, da es ja auch ursprünglich niemals beabsichtigt war, daß sie dies tun würde.

Die Schulmedizin war und ist eine Sammlung von Erste-Hilfe-Techniken, mit dem Ziel, Soldaten schnellstmöglich wieder kampfbereit zu machen. Es war nicht nur niemals beabsichtigt, daß sie die Ursachen der gesundheitlichen und anderer Probleme der Menschen lösen sollte, es wurde ihr auch explizit verboten, dies zu tun! Das Ergebnis ist die Abhängigkeit vom täglichen Verzehr der höchst schädlichen Pharmaka und die stetige Verschlechterung der Gesundheit der Ersten-Welt-Völker allgemein.

Das größte Gesundheitsproblem der Welt

Wenn man in den Statistiken der verschiedenen Gesundheitsministerien und medizinischen Institutionen nachschaut, wird man feststellen, daß sie sich alle darin einig sind, die häufigste Todesursache in der Ersten Welt sei Herzinfarkt und Krebs die zweithäufigste.

FALSCH!!!

Wenn man sich etwas tiefer in die Statistiken hinein liest, wird man entdecken, daß der Killer Nr. 1, welcher weitaus mehr Leben fordert als Herzinfarkt und Krebs zusammen, etwas ganz anderes ist.

Also, was ist die tödlichste Handlung der Europäer, Australier und Nordamerikaner? Was ist so unglaublich viel tödlicher als schwerste Erkrankungen? Was tötet Menschen tausendfach mehr als jeder Krieg? Was tötet hunderttausendfach mehr Menschen als Straßenunfälle? Was ist wirklich die gefährlichste Aktivität des Menschen auf dieser Erde?

Die Antwort?.............................. Ganz Einfach.
Eine Arztpraxis zu besuchen!!!

Pharmazeutische Medizin ist mit Abstand der größte Killer, den es jemals gegeben hat! In einem Zeitraum von nur zehn Jahren schaffte sie es, mehr Menschen zu töten als in all den Kriegen gestorben sind, an denen die USA jemals teilgenommen haben!

Ist dies Gesundheitsfürsorge??????????????????

Schau dies mal an: Leider nur in Englisch)
http://www.mercola.com/dvd/prescription_for_disaster.htm
20 Millionen unnötige und nutzlose Antibiotika Rezepte für Virusinfekte werden jährlich verschrieben.
7,5 Millionen unnötige medizinische und chirurgische Eingriffe werden jährlich gemacht.
8,9 Millionen unnötige Krankenhauseinweisungen finden jährlich statt.
Die erstaunlichste Statistik aber zeigte, daß die Gesamtzahl der Todesfälle, welche durch die Schulmedizin verursacht werden, erstaunliche 783.936 pro Jahr sind. Dies zeigt deutlich und unwiderlegbar, daß das amerikanische medizinische System die führende Ursache für

Tod und Verletzungen in den USA ist.
(alle o.g. Statistiken gelten nur für die USA)
In Deutschland sind diese unter dem Begriff „Iatrogene Krankheiten bzw. Todesfälle zu finden. Dies ist kein Latein, sondern Altgriechisch und wird aus dem Wort „Iatros", manchmal auch „Jatros" buchstabiert, gebildet. Iatros ist das altgriechische Wort für Arzt! Also, durch Ärzte verursachte Krankheiten und Todesfälle.

Eben diese entsetzlichen Statistiken verursachen, daß sich täglich mehr und mehr gewissenhafte Ärzte von der Pharmazie abwenden und sich in Homöopathie, Traditioneller Chinesischer Medizin, Naturopathie u.Ä. ausbilden lassen.

Für was bezahlen wir?

Nun, wenn Du auf Seite 9 nachschaust, wirst Du wahrscheinlich feststellen, daß sich die ganze Geschichte der Schulmedizin niemals um das Wohlergehen des Volkes drehte, sondern absolut und ausschließlich um den Wohlstand und die Macht, erst des Papsttums und in diesem und im letzten Jahrhundert der Pharmakonzerne und der Mediziner-Verbände.

Sie haben eine Strategie der Manipulation, der Unterdrückung, der Gewalt, der mutwilligen Lüge, der Bestechung, der Falschdarstellung verfolgt, und verfolgen diese auch heutzutage noch............
In der Tat ist, soweit ich weiß, das einzige Verbrechen, welches sie nicht begangen haben, Meuterei!

Also, die Kurzfassung ist, daß Du nicht für Gesundheitsvorsorge, sondern für die Unterstützung einer Krankheitsindustrie bezahlst. Dein hart verdienter Lohn endet in den Taschen von Milliardären, die alles mögliche unternehmen, um zu verhindern, daß Du gesund wirst und damit Du weiterhin deren Präparate kaufen „mußt".

Erwarte nicht, daß die Schulmedizin Deine Beschwerden heilen wird. Sie besitzt weder die notwendigen Fähigkeiten noch verfügt sie über das entsprechende Wissen.
Das schulmedizinische System wird ganz im Gegenteil alles Mögliche tun, um Deine Gesundheit zu vermeiden.

Während der letzten 300 Jahre haben beträchtliche Fortschritte in der Lebenserwartung und in der allgemeinen Gesundheit stattgefunden.

Wenn Du die Propaganda der Pharmakonzerne schluckst, wirst Du glauben, daß diese Fortschritte medizinischer Forschung und Technik zu verdanken sind.

Wenn Du Dir hingegen die Mühe machst, den Fakten nachzugehen, wirst Du entdecken, daß die Schulmedizin keine signifikante Rolle darin gespielt hat, denn es sind Fortschritte im Bereich der Hygiene und der Lebensmittelqualität, sowie deren Verfügbarkeit, welche dies ermöglicht haben. Landwirtschaft, Straßenbau, Trink- und Abwassertechnologie sind die Hauptursachen der verbesserten Gesundheit.

Solltest Du den Tatbestand dann noch eingehender untersuchen, wirst Du zu Deinem

Schrecken entdecken, daß Lebenserwartung und allgemeine Gesundheit währen der letzten 25 Jahre in Nordamerika stetig gefallen sind. Was sind die Hauptursachen hierfür?

Gepanschte Lebensmittel und Wasser und die pharmazeutische Medizin! Die Schulmedizin ist eine der Hauptursachen für die Herabsetzung der Volksgesundheit. Dies zieht sich durch die gesamte Erste Welt hindurch und am dramatischsten und signifikantesten ist es in Nordamerika.

Hauptsächlich Dank des Geizes der pharmazeutischen Medizin, besteht der Glaube, daß die für das Erreichen und Erhalten der Gesundheit notwendigen Techniken sehr teuer sind. Nichts könnte weiter von der Realität entfernt sein!

Es kostet mehr und in vielen Fällen wesentlich mehr, krank zu werden und zu bleiben, als gesund zu sein. In den meisten Fällen wird die Anwendung passender Methoden für eine Rückkehr zu echter Gesundheit (im Gegensatz zur Pseudogesundheit als Pharmajunkie) einen direkten Bargeldvorteil zeigen. Das heißt, sie kosten gar nichts, sondern bringen Geld ein!!!! Fast alle diese Methoden sind so einfach, daß fast jeder, der sie einmal verstanden hat, sie erfolgreich und ohne wahnsinnig überteuerte

„Spezialisten" bezahlen zu müssen, anwenden kann.

Fast alle diese Methoden sind unmöglich zu kontrollieren, weil sie lediglich Gebrauch von den eigenen angeborenen Fähigkeiten machen, welche Du und jeder andere Mensch besitzt (jedoch oft ohne zu wissen, daß Du sie hast). Solltest Du dieses Wissen schon haben, würdest Du nie wieder einen Arzt aufsuchen (es sei denn, daß Du Dir einen Knochen brichst). Deswegen investieren seit Hunderten von Jahren zuerst der Vatikan und dann die medizinische/ pharmazeutische Industrie so viel in die Verhinderung der Verbreitung dieses Wissens.

Das Aussterben der Dinosaurier

Manche Historiker und wachsame Anthropologen haben bemerkt, wie die Entwicklung der menschlichen Gesellschafts-strukturen auf Erden die Entwicklung der Erde selber spiegelt.

Als die Zeit der Dinosaurier zu Ende ging, fing das Zeitalter der Säugetiere an.

Dinosaurier haben interessante Eigenschaften. Unter anderem haben sie keine festgelegte Größe, sondern wachsen stetig, bis der Punkt erreicht ist, an dem der Energieaufwand mehr Beute zu schnappen größer ist, als die Energie, welche sie dadurch gewinnen können. Erst dann sterben sie. Dies sieht man auch an den aus dieser Zeit übriggebliebenen Spezies (Krokodilen usw.). Auch hatten sie nur erbsengroße Gehirne, weil sie sich nur um drei Dinge zu kümmern hatten: fressen, kämpfen und Sex. Nichts Weiteres und dafür ist anscheinend ein Erbsengehirn ausreichend.

Säugetiere müssen viel komplexere Aufgaben bewältigen: kooperieren, kommunizieren, Nachkömmlinge behüten und erziehen. Hierfür haben sie viel größere Gehirne.

In dem gerade vergangenen Zeitalter des Materialismus, auch Patriarchat genannt, herrschte das Dinosaurier-Bewußtsein. D.h., das was herrschte, war allein das ich, **ich**, **ICH**-Konzept.

In unserem jetzigen Zeitalter ist das zentrale Thema die Gemeinsamkeit. D.h., nicht mehr „von oben" alles bestimmen lassen, sondern die Entscheidungsmacht über das eigene Leben zurück in die eigenen Hände nehmen. Auch muß „Moral" verschwinden und durch Ethik ersetzt werden. Ich weiß natürlich, daß es Dir (vorsätzlich!) beigebracht wurde, zu glauben, daß Moral und Ethik ungefähr das Gleiche sind. Aber in der Realität sind sie absolute Gegenteile!

Moral sind Lebensregeln, „vom hohen Stuhl" gegeben, welche Du zu befolgen hast, sonst wird bestraft. Wohlgemerkt dienen solche Regeln ausschließlich einer selbsternannten „Elite", und das auf Deine Kosten.

Ethik hingegen bedeutet, Du entscheidest alles in Deinem Leben selbst und übernimmst auch dafür die Verantwortung, weder einen anderen Menschen, noch den Planeten in unserer Obhut dabei zu schädigen.

Zwei verschiedene Welten, nicht wahr?

Die Dinosaurier unserer Welt, d.h. sämtliche Kartelle, wie Banken-, Energie-, Pharma-, Agrar- und Militär-/Industriekartell, sind alle im Sterben begriffen. Jeder versucht auf seine Art, nicht mehr selbst Beute zu fangen (dazu sind sie nicht mehr in der Lage), sondern uns zu zwingen, Ihnen mehr Beute zu bringen!

Das Bankenkartell will Bargeld verbieten, damit alle Gelder ihm gehören. Und Du mußt den Bankiers nicht nur Dein ganzes Hab und Gut schenken, sondern auch danach für sie arbeiten, um Deine „Schulden" zu bezahlen.

Das Energiekartell ist das Gewaltsamste, und jeder Erfinder von Freie-Energie- Maschinen oder Autos, welche mit Wasser laufen, wird erledigt.

Das Agrarkartell versucht, aus Bio-Anbau und Selbstversorgung Straftaten zu machen.

Das Militär-/Industrie-Kartell versucht, Kriege zu kaufen. Hillary Clinton, die „walk-in"- Präsidentin war unter Vertrag, im März 2017 einen Krieg mit Rußland zu beginnen. Jetzt hat Angela Merkel diese Aufgabe angenommen und auch sie muß gestoppt werden.

Das Pharmakartell versucht, überall in der Ersten Welt die Zwangsmedikation einzuführen. Weil täglich mehr Menschen erkennen, daß pharmazeutische Medizin (auch Schulmedizin genannt) nicht im Geringsten funktioniert, ist dies die letzte Überlebenschance dieses Kartells. Der Zweck dieses Buches ist, Dir dabei zu helfen, zu verstehen, was in diesem Bereich Deines Lebens wirklich im Gange ist und warum es sich für Dich lohnt, es zu verhindern.

Zwangsmedikation

Deutschland sucht den Impfpaßbetrug!

Der ehemalige Präsident der USA, Franklin D. Roosevelt, sagte einmal, daß es drei Arten von Lügen gibt. Er definierte sie so:

A) Vorsätzlich Unwahres zu sagen.

B) Die Wahrheit zu sagen, aber nur einen ausgewählten Teil davon, damit der Zuhörer in Irrtum geführt wird.

C) Die Wahrheit und die ganze Wahrheit zu sagen, aber in solch einem unüberzeugenden Stil, daß der Zuhörer das Gegenteil glaubt.

Ich würde eine vierte Art zu seiner Liste hinzufügen:

D) Eine Aussage über eine Sache zu machen und dann zu implizieren, daß diese Aussage für etwas anderes völlig Zusammen-hangloses auch gilt.

Laut einem Bericht der „Welt" haben wir Ende Dezember 2017 ein hervorragendes Beispiel der Methoden B und D im Bundestag erlebt.

Außergewöhnlich ist dies aber nicht. Fast weltweit versucht das Pharmakartell, mit solchen Methoden die Zwangsmedikation durchzusetzen.

Laut des Berichtes hat ein FDP-Politiker namens Wieland Schinnenburg eine (eigentlich rhetorische) Frage an die Merkel-Regierung über das Impfen gestellt. Die Art des Fragestellens und die Antwort ist ein treffendes Beispiel der Lügen des Typs B. Die Ausdehnung der Antwort seitens der Regierung als auch die Fragestellung von Herrn Schinnenburg sind extreme, lebensbedrohliche Beispiele der Lügen Typ D.

Das Verfassen der Frage und die Antwort(en) darauf macht es klar, daß dies alles nach eingeübtem Skript geschah und dies auf Geheiß des pharmazeutischen Kartells. Weil täglich so viele Menschen entdecken, daß Impfen gar nicht funktioniert (auch die Theorie, worauf das Kartell sie zu begründen versucht, ist wissenschaftlich betrachtet völliger Unsinn) und Impfen ein jährliches Milliardengeschäft ist, versucht das Kartell mit allen Mitteln, die Zwangsimpfung durchzusetzen. Abgekaufte Politiker, wie in diesem Beispiel, werden benutzt, um das Volk in kompletten Irrsinn zu führen.

Laß uns schauen, was genau im Bundestag gefragt und geantwortet wurde:

Schinnenburg:
Eigentlich hat er keine Frage gestellt, sondern der Regierung vorgeworfen „nicht genügend getan zu haben, um Impfen durchzusetzen." Seinen Vorwurf begründet er mit Propaganda, welche er praktisch Wort für Wort aus der des pharmazeutischen Kartells wiederholt. Ob es einen wissenschaftlichen Befund gibt, der dies rechtfertigt, werden wir im nächsten Kapitel unter die Lupe nehmen.

Regierung:
Hat „rein zufällig" Statistiken vorliegen, welche seinen Vorwurf scheinbar weiter untermauern. So heißt es z.B.: „Mindestens 280 Menschen sind in den letzten zehn Jahren an den Spätfolgen einer Masernerkrankung gestorben." Was aber sind diese Spätfolgen? Diese Diagnose heißt „subakute, sklerosierende Panenzephalitis". Wie so oft in der Schulmedizin, verbergen sich hinter diesem furchterregenden Begriff nur Anmaßungen, Vermutungen und Hilflosigkeit. D.h., „wir haben nicht die leiseste Ahnung was hier los ist, noch

wie es zu lösen ist, aber wir kleben dieses Etikett drauf, damit es sich klug anhört und wir eine Rechnung schreiben können."

Diese fürchterliche „subakute, sklerosierende Panenzephalitis" offenbart sich, wenn man nur ein bißchen nachforscht, als reine Vermutung, daß das Masern-Virus sich über mehrere Jahre in „Etwas" mutiert hat, was das Gehirn zerstört. Für diese Vermutung fehlt bis heute jede wissenschaftliche Untermauerung!
Was diese 28 Kinder im Jahr gemeinsam haben ist, daß sie Masern hatten, bevor sie zwei Jahre alt waren! Dies ist der Wink mit dem Zaunpfahl, denn Probleme und Todesfälle mit Masern passieren nur, wenn die Leber nicht vollständig ausgereift ist.

In der Tat gibt es sehr gute Gründe, Masern als Reifungsprozeß der Leber zu betrachten und überhaupt nicht als Krankheit (S. Seite 39). Erst mit ca. viereinhalb Jahren ist die Leber vollständig ausgebildet/ausgereift. Die Frage ist daher, „Warum machten diese Kinder Masern durch, lange bevor deren Lebern reif dafür waren? Da es auf Geheiß des pharmazeutischen Kartells Forschungsgelder nur dann gibt, wenn die Forschung zum Verkauf weiterer pharmazeutischer Präparate führt, wurden diese absolut eindeutigen Hinweise bisher außer Acht gelassen.

Also: Die wahre Zahl der Masern-Todesfälle seit 2007 ist genau NULL!

Nur um dieses Risiko ein bißchen begreiflicher zu machen: Das Risiko an einem Verkehrsunfall zu sterben ist 114 mal höher! (Statistiken aus Statista.com)
https://de.statista.com/statistik/daten/studie/185/umfrage/todesfaelle-im-strassenverkehr/

Viel relevanter ist es, die Frage zu stellen: „Wieviele Kinder sind in diesen zehn Jahren durch Impfen getötet oder verkrüppelt worden?"

Diese Frage wurde im Bundestag sorgfältig vermieden und man muß beachten, daß deutsche Statistiken hierfür nicht leicht zu bekommen sind.
Aus anderen Ländern läßt sich aber einschätzen, daß die Zahlen mindestens tausendfach höher sind und daß die Tendenz steigend ist, parallel zur Zahl der „empfohlenen" Impfungen.

Impfen als Religion

Es ist schon einige Jahre her, seit ich mittels zweier YouTube-Videos klargemacht habe, wieso Impfen nicht als Wissenschaft, sondern als Religion betrachtet werden soll. Einfach ausgedrückt: eine Wissenschaft beruft sich auf allgemein replizierbare Tatsachen und Experimente. Eine Religion beruft sich auf einen „von Gott bestimmten Sprecher", der die Lebensregeln für alle anderen Menschen aufstellt. Rein „zufällig" wirken solche Regelungen fast immer zum Vorteil des selbsternannten „Sprechers für Gott".

In der Zeit als ich diese aufgenommen habe, gab es eine 10 minutige Obergrenze der Videolänge bei YouTube.

Teil 1 - 5 Minuten, 35 Sekunden:-
https://youtu.be/yEZL8940_g4
oder www.hecrl.com/ird1

Teil 2 - 7 Minuten, 6 Sekunden:-
https://youtu.be/t3rUjv2NFIE
oder www.hecrl.com/ird2

Man braucht nicht tief in den Sachverhalt der Impfung einzutauchen, um sie eindeutig als Religion wahrzunehmen.

Die Behauptung, worauf Impfung zu basieren scheint, lautet:

„Das Immunsystem kreiert Antikörper, die krankheitserregende Viren töten. Wenn wir also tote oder abgeschwächte Viren einspritzen, so wird das Immunsystem Antikörper gegen diese erzeugen. Sollte dieser Mensch in Kontakt mit der wilden Form dieses Virus kommen, so hat er schon die Antikörper und wird nicht krank."

Klingt plausibel, wenn man nicht weiß, wie die natürliche Immunität tatsächlich funktioniert.

Leider sind es all diese unbestätigten Behauptungen, welche immer mehr in Frage gestellt werden. Und dies ist genau das, was man in einer Religion nicht darf, weil diese Fragen unausweichlich zum Machtentzug für den „Sprecher für Gott" führen. Also, um deren Milliardenumsätze pro Jahr mit den sogenannten Impfstoffen aufrechtzuerhalten, soll Impfen zur Pflicht gemacht werden. Daher dieses merkwürdige Spielchen im Bundestag, das wir im letzten Kapitel gesehen haben.

Hier zitiere ich Prof. Bruce Lipton, PhD, einen der führenden Zellbiologen der Welt und solange Lehrer an medizinischen Hochschulen, bis seine eigenen Forschungen ihm deutlich machten, daß das, was er lehren soll, Humbug ist:

„Die moderne Medizin (die Schulmedizin) hat keinerlei wissenschaftliches Fundament, sondern begründet sich allein auf den Bedürfnissen der Marketingabteilungen der pharmazeutischen Hersteller."

Wo sucht man Beweise dafür, daß Impfen funktioniert? Die zwei Stellen, wo solche vorhanden sein müßten, sind:

- a) Der Impfstoff-Hersteller
- b) Die Regierungsorgane, welche für die Volksgesundheit verantwortlich sind.

Und was sagen diese beiden verantwortlichen Stellen?

Die Hersteller sagen: „Jedermann weiß, daß sie funktionieren." Wenn man sie unter Druck setzt, weil ein allgemeiner Glaube keinerlei Beweis ist, und fordert Details zu Vergleichsstudien (die sog. „Double Blind" Tests), dann bekommt man zu hören: „Es wäre unethisch, so etwas zu tun, weil man dadurch Menschen den Schutz gegen Krankheiten verwehren würde." Im Mai 2017 habe ich einen Artikel hierüber geschrieben, als ein Sprecher für das pharmazeutische Kartell Folgendes äußerte:

„Es ist keine Wissenschaft erforderlich, um die Sicherheit von Impfstoffen zu beweisen; der weitverbreitete Glaube, daß es so ist, reicht völlig aus."
Den Artikel kannst Du hier lesen:-
www.hecrl.com/pho1

Und was sagen die Behörden, welche die Aufgabe haben, festzustellen, ob Medikamente sicher sind? Sie verweisen auf die Hersteller!
Aber, die Erklärung der Hersteller, daß es keine Vergleichsstudien gegeben hat, ist auch an sich nicht wahrheitsgemäß. Das Problem damit ist, daß solche Studien allesamt zeigen, daß Impfung Krankheiten nicht verhindert, sondern genau jene verbreitet, vor denen geschützt werden soll!
Wenn man weiß, wie die natürliche Immunität tatsächlich funktioniert, ist dies zu erwarten.

Die natürliche Immunität reagiert SOFORT auf eindringende Mikro-Parasiten. Wenn Dein Immunsystem voll funktionstüchtig ist, so werden sie sofort neutralisiert und Du wirst nicht krank. Impfstoffe aber enthalten Substanzen, welche Deine natürliche Immunität unterdrücken (sonst würde das Impfen absolut nichts bringen, so die Hersteller.) Wenn aber deine Immunität geschwächt ist, so werden die Antikörper nicht gebildet und Du wirst krank. Eine abgeschwächte Form des hypothetischen Virus ist völlig ausreichend, um Dich krank zu machen. Dies ist genau das, was in der Tat passiert: Impfen verbreitet Krankheiten! Alle Vergleiche seit über 100 Jahren zeigen diese Tatsache immer wieder.

Wenn nicht das Impfen, was hat dann die vielen Krankheiten stark reduziert und mindestens zwei von ihnen fast komplett ausgerottet?

Ernährung und Hygiene ist die Antwort.
Im übernächsten Kapitel sehen wir mehr Details, was genau dazu geführt hat. Eine ausreichende, hochqualitative Ernährung ist für die optimale Funktion Deiner Immunität unabdingbar. Im 19. Jahrhundert, der Zeit, aus welcher wir erste, zuverlässige Statistiken haben, lagen die Todesfälle durch Komplikationen bei Masern bei 70 pro 100,000 Bewohner. Hochgerechnet würde dies heutzutage rund 50.000 Todesfälle pro Jahr in Deutschland bedeuten! Als die Lebensmittel-produktion anstieg und die entsprechende Infrastruktur nach den Städten gebaut wurde, konnten diese besser beliefert werden. Dann sind nicht nur die Preise gefallen, sondern die Krankheitsraten auch! Nach dem ersten Weltkrieg fingen viele Krankheiten an, sich rapide zu reduzieren und bis 1958 sind die Todesfälle bei Masern auf Null gelandet.

Erst 10 Jahre später kam die erste Masern-Impfung. Damit will das pharmazeutische Kartell das Lob für die Arbeit der Bauern und der Ingenieure einheimsen und uns nun andauernd dicke Rechnungen dafür schicken.

Viele Jahrzehnte hat die Menschheit an die Schulmedizin geglaubt. Jetzt aber gibt es sehr viele offene Fragen, welche nicht beantwortet werden können, weil die Schulmedizin keine wissenschaftliche Grundlage hat. Diese Fragen stellen sich täglich mehr Menschen, was sie dazu bringt, die gesunden Lösungen woanders zu suchen.

Das Pharmakartell wird in den nächsten fünf Jahren entweder zwei Milliarden an jährlichem Umsatz verlieren, oder durch abgekaufte Politiker, die bereit sind, Volksverrat auszuüben, deren Betrug durch gesetzlichen Zwang weiter vorantreiben.

Oft sind die putativen Viren nicht die Ursache einer Krankheit, sondern ein Teil der natürlichen Lösung dafür! Ich habe schon ein ganzes Buch über einen Beispiel davon geschrieben. www.dasgrippemaerchen.de

276 Kinder von den Toten zurückgeholt

Die beiden letzten Kapitel wurden im Januar und Februar 2018 als Nachrichten-Artikel veröffentlicht. Sie haben beide SEHR große Resonanz gefunden und wurden an hunderten Stellen in der Presse wiederholt. Dies hat dann dazu geführt, daß am 2. März 2018 das Robert-Koch-Institut, welches im Dezember 2017 die Statistiken für die Regierung erstellte, „entdeckt" hat, daß „sehr große Fehler" gemacht wurden.

Die „korrigierte" Zahl der Todesfälle ist nicht 280 Antikörper über einen Zeitraum von zehn Jahren, sondern 29. Liest man deren „Entschuldigung" weiter, so stellt man fest, daß nicht 29, sondern vier die wahre Zahl ist. Dies kam zustande, weil das Institut es nicht für erwähnenswert hielt, daß deren Zahl 280 die Zahl der Krankenhaus-Aufnahmen ist. Bei dieser mysteriösen Krankheit wurde jeder Patient mehrmals aufgenommen und als neuer Fall behandelt, obwohl es um denselben Menschen geht. Dazu erfahren wir, daß manche dieser „Kinder" schon über 60 Jahre alt waren!!! Dies macht es extrem unwahrscheinlich, daß deren Krankheit überhaupt etwas mit Masern zu tun hat. Und wie bei der sog. AIDS-Epidemie in

Afrika, werden Todesfälle mit unbekanntem Grund irgendeiner Krankheit zugeschoben, je nach Höhe der Bezahlung.

Auch wurden bei „Eltern für Impfaufklärung" www.efi-online.de weitere Informationen vom Robert-Koch-Institut veröffentlicht.

Diese besagen, daß bei sehr vielen Kindern, die niemals gegen Masern geimpft wurden, ausreichend Masern- Antikörper gefunden wurden. Wie dies zustande kommt habe ich auf Seite 39 erklärt. Dazu haben sehr viele Kinder, die zweimal geimpft wurden, **keine** Masern-Antikörper. Unmißverständlich zeigt dies, daß Impfen völlig sinnlos und nutzlos ist. Es geht hier nicht um Gesundheit, sondern allein um Geld für das pharmazeutische Kartell.

Um diese vier ungeklärten Todesfälle über eine zehnjährige Zeitspanne (einer alle zweieinhalb Jahre!) mit realitätsbezogenen Todesstatistiken in Relation zu bringen, wurden am 28. Feb 2018 bei dem unabhängigen Institut „What Doctors don't tell you" in England die Ergebnisse einer Studie veröffentlicht. In keinem Land ist es einfach, an genaue Statistiken zu gelangen. Der Grund hierfür dürfte offensichtlich sein. Deswegen gibt diese Studie eine minimale und eine maximale

Todeszahl mit einer sehr großen Spanne dazwischen an.

Allein an Vergiftung durch pharmazeutische Präparate sterben jährlich im Vereinigten Königreich mindestens 1.700 und bis zu 22.303 Menschen. D.h. im gleichen Zehn-Jahres-Zeitraum, wobei (jetzt) vier Todesfälle für den Versuch der Durchsetzung der Zwangs-medikation benutzt wurden, haben Präparate der gleichen Hersteller mindestens 17.000 und möglicherweise 223.030 Menschen allein im Vereinigten Königreich getötet!

Ob Zwangsmedikation etwas zur Volks-gesundheit beitragen würde, ist eine Frage, welche hier unmißverständlich mit einem klaren

NEIN

beantwortet wurde.

Masern - Dichtung und Wahrheit

Kann es sein, daß Du dir die Frage gestellt hast, "warum fokussieren sie sich auf Masern?" Die Wahrscheinlichkeit, daß Du dies tatsächlich getan hast, ist sehr gering. Denn, seit Deinem ersten Fernsehtag wurde Dir eingetrichtert, daß die Schulmediziner die Helden seien, welche das Leben auf Erden überhaupt erst ermöglicht hätten und daß sie unfähig seien, etwas anderes als die absolute Wahrheit zu sagen. Ab Deinem ersten Schultag wurde dies weiter intensiviert.

Wie schon auf Seite 27 gezeigt, ist Impfen eine Religion. Religionen basieren auf Dogma, statt auf bewiesenen Tatsachen. D.h., der Obermacker „spricht für Gott" und es ist eine Straftat, seine Aussagen in Frage zu stellen.

Es gibt einen schwerwiegenden Grund dafür, daß diese Kampagne, Impfungen zu erzwingen, von vornherein auf Masern fokussiert ist. Der Grund ist die Tatsache, daß dieses Problem gar nicht existiert! Es ist daher ein Leichtes, den „vorläufigen Masern-Impfzwang als Versuch zu probieren" und dann zu „beweisen", daß das Problem verschwunden ist. Dies „rechtfertigt" es dann natürlich, jeglichen Impfstoff, den das Pharmakartell verkaufen will, als Zwangsmedikation einzusetzen.

Wir hatten schon ein Beispiel hiervon, nämlich vom Spielchen im Bundestag auf Seite 24. Nachdem viel über Masern und andere, nicht-spezifizierte „Krankheiten, die Impfen angeblich verhindern könnte" geplaudert wurde, kam Gardasil zur Sprache. Dies ist jener Impfstoff, der für das Pharmakartell am schwierigsten zu verkaufen ist. Nicht nur wegen der wachsenden Zahl an Todesfällen, Verkrüpplungen und anderen „Neben-wirkungen", welche schon mehr als 15.000 beträgt, sondern weil es nicht die leiseste Spur eines Hinweises darauf gibt, daß Gardasil Gebärmutterkrebs verhindern könnte. Wieder gibt es lediglich eine Behauptung, daß das Papillomavirus etwas mit Gebärmutterkrebs zu tun habe. Dazu die Behauptung, daß der Impfstoff Gardasil dieses bekämpfen würde. Weder für die eine noch die andere Behauptung gibt es auch nur den geringsten wissenschaftlichen Beweis.

Unter dem Vorwand ein (gar nicht existierendes) Problem scheinbar zu lösen, will das Pharmakartell eine Zwangsimpfung durchsetzen – im Wissen, daß diese Tausenden deutscher Mädchen den Tod oder lebenslängliche und schwerwiegende gesundheitliche Schädigungen bringen wird!

Noch dazu hat das mutmaßliche Virus mit Gebärmutterkrebs gar nichts zu tun. Die Ursachen hierfür sind völlig andere und sie haben zum größten Teil mit der Selbst-Wahrnehmung als sexuelle Opfer zu tun. Kombiniere dies mit dem Verzehr von Weißmehlprodukten aus Weizen, Kuhmilch und/oder Milchprodukten und einer Prise von Pestizidresten, welche auf nicht-biologisch gezüchtetes Gemüse gesprüht werden, und Du hast die Grundvoraussetzung für Gebärmutterkrebs. Wie soll ein sogenannter Impfstoff dies ändern?

Also, was genau SIND Masern?

Eine Krankheit sind sie nicht! Genau wie bei sehr vielen anderen natürlichen Prozessen, von denen uns beigebracht worden ist, zu glauben, daß sie Krankheiten sind, damit ein „Medikament dagegen" verkauft werden kann, sind auch Masern keine Krankheit, sondern ein natürlicher Reifungsprozeß.

Ein Baby wird sehr unterentwickelt geboren, d.h., groß genug um zu überleben aber klein genug, um den Geburtskanal zu passieren. Alle Eltern wissen, wie lange es dauert, bis das Baby nicht mehr komplett hilflos ist. Nicht nur das Skelett und die Muskeln sind unterentwickelt, sondern auch die inneren Organe. Etwa viereinhalb Jahre dauert es, bis die Leber vollständig ausgebildet ist. Bis zu diesem Zeitpunkt hat die Leber nur teilweise funktioniert. Jetzt kann sie alle ihr zugeordneten Funktionen aufnehmen. Masern sind nur der Prozeß, welcher die Leber aus der Gewohnheit der geringen Funktion „herauskickt" und die schlummernden Funktionen „anschaltet". Für eine kurze Zeit müssen alle Körperfunktionen reduziert werden und das Kind will sich dann meist einfach nur ausruhen.

Die Leber ist u.a. für einen großen Teil der Körperentschlackung verantwortlich. In ihrem unterentwickelten Status kann sie dies nicht vollständig ausführen, was zur Ansammlung von Schlacken in der Leber führt. Bei den roten Punkten bzw. Hautausschlägen, welche oft Begleit-erscheinungen sind, handelt es sich lediglich die Ausscheidung dieser Schlacken.

Die Leber hat, wie alle Organe, auch Aufgaben im Bereich emotioneller Verarbeitung (insbesondere Wut und Frust), welche im Masern-Reifungsprozeß frei werden. Daher kommt es, wie es auch viele Eltern erlebt haben, daß Masern ein großer Sprung in der emotionellen Entwicklung des Kindes sind und daß auch der gesamte Körper des Kindes „fester" wird und der Babyspeck vollkommen verschwindet. Das Kind bekommt dann auch wirklich das erste Mal sein eigenes Gesicht.

Masern sind ein sehr, sehr wichtiger Entwicklungsprozeß und diesen zu verhindern, verursacht eine chronisch schwache Leber und eine sehr labile Persönlichkeit.
Glücklicherweise funktioniert das Impfen meist gar nicht - bei all den Masernausbrüchen der letzten Jahre wurden 80% bis 95% der Kinder schon „dagegen" geimpft!

Probleme beim Musterprozeß entstehen, wenn das Kind durchgehend unterernährt ist, wodurch die Leber selber noch nicht ausreichend ausgebildet ist, um angesammelte Schlacke zu verarbeiten und auszuscheiden. Dies verursacht, daß die Schlacken im Körper verteilt werden. Da die anderen Organe der Unterernährung wegen auch unterentwickelt sind, können auch sie diese nicht verarbeiten. Dies kann zu Organversagen und Tod führen.

Heutzutage sind Kinder so gut ernährt, daß der Musterprozeß keine große Belastung für den Körper darstellt, er ist oft schnell abgeschlossen und wird als Masern erst im Nachhinein erkannt.

48 Stunden etwas geschlaucht fühlen und dann ist es vorbei. Es ist <u>hierdurch</u> bedingt und nicht durch sinnlose Medikation, daß die schulmedizinischen Statistiken einen starken Rückgang bei Masernfällen aufweisen. Darüber hinaus gehen bewußte Eltern zum Homöopath. Homöopathie hat, im Gegensatz zur Schulmedizin, eine sehr gut fundierte, wissenschaftliche Grundlage und ist daher viel, viel effektiver und obendrein zu einem Mini-Bruchteil der Kosten.

Masern sind und bleiben einer der wichtigsten Reifungsprozesse des Lebens.

Infektionskrankheiten - eine wissenschaftliche Betrachtung

Ich beginne hier mit einer Tatsache, welche diese ganze Hypothese der Infektions- Krankheiten und die Krankheitsindustrie, welche darauf basiert, sehr stark in Frage stellt.

Eine Epidemie wird ausgerufen wenn bis zu 4% (ja, vier Prozent) von Menschen, die mit einem sog „Krankheitserreger" im Kontakt kommen, krank werden. Nach der von der Schulmedizin verkündeten Hypothese, droht eine Krankheits-explosion, sobald ein gewisser Anteil der Bevölkerung "infiziert" ist.

Jede lokale Gesundheitsbehörde ist befugt, eine Epidemie auszurufen, und jeder lokale Gesundheitsbeauftragte entscheidet selbst, ob die Schwelle bei einem Prozent, vier Prozent oder irgendwo dazwischen liegt. Theoretisch ist es möglich, daß eine Epidemie in Berlin Charlottenburg oder Wien Favoriten ausgerufen wird, wo die Schwelle bei einem Prozent liegt, aber keine Epidemie in Berlin Schönefeld oder Wien Schwechat, wo die Schwelle bei vier Prozent liegt.

Obwohl ich gerade diese zwei Beispiele erfunden habe, um diesen Punkt zu verdeutlichen, sind solche Dinge oft passiert.

Du kannst mit ein wenig Nachforschungen selbst herausfinden, daß diese "Infektionsexplosionen" nie stattgefunden haben.

In den USA wurde kürzlich eine Reihe von Führungskräften von Pharmaherstellern festgenommen und unter anderem wegen Bestechung angeklagt, eine Epidemie auszurufen, wo keine existiert. Inwieweit das gleiche in anderen Ländern (außer Australien) passiert, ist mir nicht bekannt. Da wir uns jedoch mit ein und demselben Kartell befassen, würde mich das in keiner Weise überraschen.

Die Krankheitsindustrie sagt, daß alle Menschen mit dem Krankheitserreger künstlich infiziert werden müssen, damit sie dagegen immun werden.

Aber mindestens 96% waren schon immun!

Die Marketingabteilungen der pharmazeutischen Hersteller stellen sich daher die Frage: „Wie können wir die Tatsachen so vertuschen, daß die Menschheit glaubt, uns zu brauchen, um sie vor dieser Infektionskrankheit zu schützen?"

Der Wissenschaftler fragt sich: „Was ist an diesen 4% der Menschen außergewöhnlich. Warum werden sie krank und die Mehrzahl nicht?"

Dies bringt uns zwangsläufig zur Quelle dieser Hypothese; den zwei großen Scharlatanen Louis Pasteur und Robert Koch.

Beide haben sich viel mehr mit der Kultivierung von politischen und wirtschaftlichen Kontakten, als mit der Wissenschaft beschäftigt. Mitte des 19. Jahrhunderts war jenem großer Reichtum und Ruhm sicher, der die Ursachen der vielen Krankheiten entdeckte, welche die Menschheit plagten. Dies war den beiden viel, viel wichtiger als die Wahrheit!

Pasteurs Professor an der Universität von Paris, Pierre Bechámp, hat ihm klargemacht, daß seine Hypothese der Infektionskrankheit völliger Unsinn ist und ihr wurde durch den damaligen Stand des Wissens widersprochen. Kochs Kollegen haben ihm auch am eigenen Leib demonstriert, daß die Hypothese Humbug ist. In Pasteurs eigenen Notizbüchern, welche nach einer Verfügung in seinem Testament in einem Panzerschrank bis zum Tod aller seiner Kinder aufbewahrt wurden, gibt er freiwillig zu, daß er viele seiner „Erfolge" vertuscht hat.

So viel zur „Wissenschaft".

Die Arbeit von Gaston Naessens im letzten Jahrhundert in Kanada zeigt uns ein völlig anderes Bild. Oft habe ich mich gefragt, ob die Seele, die sich als Bechámp inkarniert hatte, sich als Naessens inkarnierte, um der Menschheit den wissenschaftlichen Beweis vorzulegen, daß es „Infektionskrankheiten" gar nicht gibt!

Das Problem Bechámps und eigentlich aller anderen Wissenschaftler war, daß auch die modernsten Mikroskope bis maximal 2500- fach vergrößern konnten. Dies ist zu wenig, um die mutmaßlichen Viren zu sehen! Dann kommt im Jahr 1931 ein Sprung zum Elektronenmikroskop, welches 7500-fach vergrößern kann. Das große Problem mit dem Elektronmikroskop ist, daß es nur totes Material untersuchen kann und dies nur in Schwarz-Weiß, niemals farbig.

Als das Elektronenmikroskop Teilchen zeigte, welche nie zuvor gesehen wurden, vermutete man, daß diese die lang-erwarteten Viren seien. Es gibt keinerlei Beweis, daß dies so ist, sondern lediglich: „Wir können uns nicht vorstellen, was diese Dinge sonst sein könnten, also müssen das die Viren sein." Das ist S E H R weit weg von dem   „Wissenschaftlich   bewiesen"-   Etikett, welches die pharmazeutischen Hersteller darauf geklebt haben.

In der Tat hat das Bundesverfassungsgericht in Dezember 2016 in einem Präzedenzfall befunden, daß die Existenz von Masern-Viren nicht bewiesen ist! www.hecrl.com/bghvd

Also, was hat Naessens erreicht und warum wird dies nicht in den Schulen und medizinischen Hochschulen gelehrt?

Er hat eine dritte Art der Mikroskopie erfunden, wodurch man mit sehr hoher Vergrößerung lebendes Material beobachten kann. Was man dadurch sehen konnte ist, daß es keinerlei „eindringende Parasiten" (die medizinische Hypothese) gibt, sondern der menschliche Körper selber Mikroteilchen herstellt, um beschädigte Zellen aufzulösen, bevor diese anderen Zellen nebenan deren Verzerrungen übertragen. Du kannst mehr darüber lesen in dem kostenlosen Download hier: www.hsurl.com/immun

Weil Naessens Entdeckungen der Schulmedizin das Fundament entzieht, kämpfen die pharmazeutischen Hersteller mit Händen und Füßen, um seine Arbeit zu unterdrücken und zu verheimlichen.

Naessens hat auch die Meinung vertreten, daß die wahren Ursachen der „Krankheiten" nicht die illusorischen, eindringenden Parasiten sind, sondern informationelle Störungen, welche die Funktion der Zellen verzerrt.

Andere Wissenschaftler, wie Prof. Bruce Lipton PhD., Dr. Klinghofer, Karma Singh, Klaus Schubring, Dr. Hamer etc. haben gezeigt, daß die Quellen dieser Störungen ungeeignete Ernährung, destruktive Emotionen, Elektrosmog, Wohn- oder Arbeitsräume mit „lebensfeindliche" Proportionen u.a. sind.

Von Parasiten, welche zielgerichtet eindringen, ist keine Spur zu finden.

Vielmehr stellen die informationellen Beschädigungen der Zellen eine Aufgabe für die auflösenden Mikroorganismen dar und der menschlichen Körper produziert diese nach im Körper vorhandenem Muster selbst. Sobald die Aufgabe erfüllt ist, werden die Aktivitäten dieser Mikroorganismen wieder eingedämmt.

Was sagt es uns allen genau?

Das fast alle Erlebnisse, von denen uns beigebracht wurde, sie „Krankheiten" zu nennen, in der Tat natürliche Entwicklungs- oder Heilprozesse sind.

Milliarden im Jahr auszugeben, um diese Gesundungs-Prozesse zu verhindern, ist etwas, das kein Mensch braucht.

Da dies täglich immer mehr Menschen erkennen, wird jetzt krampfhaft versucht, mittels abgekaufter Politiker die Zwangsmedikation durchzusetzen.

Ein paar Notizen zur Ernährung 1840 und 2018

Im halben Jahrhundert vor 1840 haben Menschen angefangen, vom Land in die Städte umzusiedeln, was zum enormen Wachstum der Städte führte.

Die Landwirtschaft war aber noch auf den Zustand des 18. Jahrhunderts eingestellt, d.h. meist lokale Produktion für lokalen Verzehr. Die Produktion für die Armenviertel der neu gewachsenen Städte hatten die Bauern nicht auf dem Schirm.

Auch die Straßen und Transportmittel waren für ein solches Aufkommen nicht geeignet. Eine zweitägige Reise vom reichen Ackerland in Sachsen nach Berlin mit Pferden und Wagen war weder attraktiv für die Bauern, noch hätten sie in der Sommerhitze frische Waren liefern können. Dies machte die Preise für Lebensmittel in den Innenstädten so hoch, daß sich viele Arbeiterfamilien gute Lebensmittel sowohl in Quantität als auch Qualität nicht leisten konnten. In der Tat haben viele mit Dingen überlebt, die wir heutzutage in Entsetzen wenn nicht sogar Ekel wegwerfen würden.

Die chronische Unterernährung, welche daraus entstand, auch in Kombination mit der schweren Luftverschmutzung aus den rapide wachsenden Fabriken, ist die Hauptursache für die enorme Zahl der Todesfälle mit verschiedenen Krankheitsbildern. In der Zeit war auch nicht nur die Trinkwasserversorgung primitiv und unzuverlässig, sondern es existierte auch keine Kanalisation für die Abwässer. Deswegen die enormen Zahlen derer, die an Typhus und Cholera (zwei Krankheiten, die wir heutzutage für tropische Krankheiten halten) gestorben sind.

Es sind die Ingenieure des 19. Jahrhunderts, welche diese Probleme gelöst haben. Zuerst kam die Eisenbahn, welche einen sehr schnellen Transport der Anbauerzeugnisse in die Städte bot. Dies wiederum hat die Bauern motiviert, ihre Produktion umzustellen, um die Städte zu versorgen. Andere Ingenieure bauten Trinkwasser- als auch Abwasser-Systeme. Aber erst vor 70 Jahren wurde das Problem der Luftverschmutzung angegangen, was zum Verschwinden der Diphtherie führte.

Allmählich haben alle diese baulichen Änderungen zur Volksgesundheit beigetragen.

Es ist aber nicht so, daß sich alles schlagartig geändert hat. Die Eisenbahnen von den landwirtschaftlichen Gebieten in die Städte zu bauen, war die Arbeit mehrerer Jahrzehnte. Bis zu den 1950er Jahren wurde manche Erzeugnisse von naheliegenden Bauernhöfen noch mit Pferd und Wagen in die Stadt gebracht.

Alles in allem sieht man aber ab 1850 eine fallende Tendenz der Krankheits- und insbesondere Todesfälle. Ein Trend, welcher bis zum ersten Weltkrieg deutlich sichtbar war. Der Krieg sah einen leichten Anstieg in Krankheits- als auch Todesfällen, als Ressourcen in die Kriegs-maschinerie abgeleitet wurden. Nach dem Krieg gab es einen sehr rapiden Rückgang der Krankheits- und Todesfälle und bis Ende der 1950er Jahre konnte man sie als besiegt und fast verschwunden betrachten. Erst danach erschien der größte Teil der sog. Impfstoffe.

Erst wenn die Grundversorgung erreicht wird, ist es sinnvoll, über Verbesserungen der Ernährung nachzudenken. Mitte der 1960er Jahre war es soweit. Es kam eine Welle des Interesses an den Möglichkeiten auf, die Ernährung zu optimieren und man erkannte die Vorteile hiervon.

Auch heutzutage sind mindestens 40% aller gesundheitlichen Probleme auf eine ungeeignete Ernährung zurückzuführen. Manche behaupten 70%. Ich kann deren Argumente nachvollziehen, lege mich selbst aber nur auf 40% fest. Dies ist genau der Grund, aus dem die pharmazeutischen Hersteller, welche auch das Schulprogramm in allen medizinischen Schulen bestimmen, zugesichert haben, in der ärztlichen Ausbildung Ernährung nicht einmal zu erwähnen.

Tatsache ist, daß die Wahrheit den Verkauf von pharmazeutischen Präparaten verhindert. Hierfür gibt das Pharmakartell jedes Jahr Millionen aus, um zu verhindern, daß die Wahrheit das Volk erreicht.

Es sind nicht die „Götter im weißen Kittel" bei denen wir uns für unsere Gesundheit und Wohlbefinden bedanken sollen, sondern bei den Männern und Frauen, die mit Bleistift und schmutzigen Fingern die Lösungen für uns alle gebaut haben. Ob Du dem Pharmakartell weiterhin erlaubst, von der Arbeit der Ingenieure auf Deine Kosten zu profitieren, liegt an Dir.

Eine kurze Einleitung zu menschlich geeigneter Ernährung kannst Du Dir hier kostenlos downloaden: www.karmasingh.eu

Wie werden denn Krankheiten tatsächlich verbreitet?

Wie schon auf Seite 38 erwähnt, sind sehr viele Erlebnisse, von denen uns beigebracht wurde, sie als Krankheiten zu betrachten, damit Medikamente verkauft werden können, in der Tat natürliche Reinigungs- oder Heilprozesse. Und das Dümmste was man tun kann ist, sie zu stoppen.

Ein Beispiel: Erkältung und Lungenkrebs stammen im Grunde genommen aus der gleichen Quelle. Die „Sicherheitsklappe" Erkältung künstlich zu verhindern - eine Sache, bei der sich viele pharmazeutische Hersteller groß anstrengen, sie zu erfinden, weil solch ein Mittel potentiell Milliarden wert ist - würde einen massiven Anstieg an Lungenkrebs verursachen.

Eine Erkältung ist in der Tat eine Ausscheidung eines Übermaßes an „Yin". Nun, Yin und Yang sind zwei Worte, die sehr oft mißverstanden werden. Die beiden Worte beschreiben Bewegungen. Yin ist die nach außen gerichtete, zerstreuende Bewegung. Yang ist die nach innen gerichtete, festigende Bewegung. Ein existentieller Teil der Traditionellen Chinesischen Medizin ist, diese beiden Bewegungen ins Gleichgewicht zu bringen und zu halten.

Bei heißem Wetter ist es nützlich, mehr Yin zu haben, weil dies kühlt. Im Winter aber ist das Gegenteil erforderlich, weil Yang Wärme konserviert. Im typischen Ernährungsstil der Ersten Welt gibt es viele Dinge, welche viel Yin liefern (Zucker, Weißmehl, Kuhmilch bzw. Milchprodukte usw.). Wenn der Winter kommt, könnte dies zur Unterkühlung des Körpers führen, und er scheidet sie deshalb schnell aus. Diesen Prozeß nennen wir „eine Erkältung", weil in der Tat Kälte ausgeschieden wird. Deswegen fängt die „Erkältungssaison" im Herbst an und hört im Frühling auf.

Gleichermaßen ist ein Fieber oft eine Ausscheidung von einem Yang Übermaß. Man muß dann vielleicht schauen, woher dieses Übermaß stammt, um das wahre, zugrundeliegende Problem zu lösen.

Wenn dies alles so ist, wie kommt es dann zustande, daß Erkältungen usw. oft Gruppen-Events sind? Wenn ich meinen Käse entschlacke, wieso bekommen meine Arbeitskollegen dann Erkältungen?

Dank der Entwicklungen in der Quanten-biophysik und insbesondere Dr. Rupert Sheldrake mit seiner „Morphogenetischen Feldtheorie", wissen wir dies ziemlich genau. Das Wissen darüber an sich ist nichts Neues - den Heilern ist es schon sehr lange bekannt. Der Unterschied ist, daß wir jetzt den wissenschaftlichen Beweis dafür haben.

Menschen, die viel miteinander zu tun haben (Familie, Arbeitskollege, Kumpel usw.), entwickeln eine natürliche, unterschwellige Kommunikationsart.
Wir übertragen Informationen nicht nur über Worte, sondern auch durch Gestik, Körper-haltung, Geruch und vieles mehr. Unter diesem „vieles mehr" sind Informationen, welche durch das menschliche, morphogenetische Feld mitgeteilt werden.

In dem Buch „Der Hundertste Affe" von Ken Keyes ist sehr klar beschrieben, wie so etwas passiert. Allmählich haben alle Affen die neue Art der Reinigung von Reis angenommen, weil es ihnen allen nützlich ist.

Aber was ist mit einer Erkältung und Tausend anderen „Krankheiten"? Warum machen nicht alle Menschen diesen Prozeß mit?

Es ist eine Frage der Nützlichkeit. Jemand, der kein Yin-Übermaß hat, braucht es nicht entschlacken. Aber die Art, in welcher die Information „jetzt ist eine gute Zeit, Dein Yin-Übermaß auszuscheiden" mitgeteilt wird, kommt eher bei Menschen an, die mit Dir verbunden sind. Wenn Du mit Deinem Nachbarn nie sprichst, so übernimmt er Deinen Erkältungsvorschlag nicht!

Jede „Krankheit" ist eine Reaktion auf ein darunterliegendes Problem. Diese Reaktion ist der Versuch, das Problem loszuwerden. Die Reaktion zu unterdrücken und das wahre Problem darunter zu ignorieren (die schulmedizinische Vorgehensweise), ist genau das, was die Schulmedizin zur Todesursache Nummer eins in der Ersten Welt macht.

Laß mich versuchen, Dir diesen Sachverhalt mit einem anderen Beispiel klarzumachen:
Angenommen, Dein Auto hat zu wenig Kühlwasser. Die Reaktion Deines Autos ist sowohl eine aufleuchtende Lampe, die vor zu niedrigem Kühlwasser warnt, sowie eine Lampe, die zu hohe Temperaturen im Motor anzeigt. Die schulmedizinische Vorgehensart wäre, die beiden Kabel zu den Lampen durchzuschneiden, damit

das Symptom weg ist. Dies verursacht natürlich, daß Dein Auto bald kaputt geht!

Also, die wichtige Frage ist: „Was haben die ein bis vier Prozent der Menschen gemeinsam, welche in einer bestimmten Epidemie „krank" werden?" Bei einer Erkältung haben wir dies schon gesehen. Bei der Grippe ist es eine emotionelle Entschlackung, d.h., Todesangst wird ausgeschieden und Du wirst jünger. Du siehst nach einer Grippe auch so aus, nicht wahr? Siehe „Das Grippe-Märchen" für weitere Informationen hierzu.

www.dasgrippemaerchen.de

Eine „Krankheit" ist daher lediglich etwas, das darauf hindeutet, wo es ein Problem gibt. Genau wie ein guter Mechaniker den Hinweisen der Lampen folgen und die Kühlflüssigkeit auffüllen würde, so würde jemand, der für Heilung ausgebildet wurde, Deinen Symptomen folgen und Dir helfen, das wahre Problem zu lösen.

Leider ist so etwas nicht Teil der ärztlichen Ausbildung. Glücklicherweise sind Heilpraktiker seit Jahren gezwungen, viel mehr als ein Arzt zu wissen und können Dir wahre Hilfe anbieten. Es ist die Diskrepanz zwischen dem, was Ärzten während ihrer Ausbildung versprochen wurde, und dem, was tatsächlich passiert, was sehr viele Ärzte dazu veranlaßt, sich als Homöopath oder TCM etc. weiterzubilden.

Und so sehen wir hier einen Zustand des Zerfalls des pharmazeutischen Reiches, während täglich mehr Wissen die Propaganda durchbricht. Dieser Prozeß ist jetzt schon so weit fortgeschritten, daß er nicht mehr aufzuhalten ist. Die einzige Rettung des pharmazeutischen Kartells sind gekaufte Politiker und Deine durch sie geplante Zwangsmedikation. Deswegen war das Theaterstück auf Seite 24 der Auslöser für dieses Buch.

Es geht einzig und allein um Deine Gesundheit oder deren Gewinne.
Nur eines von beiden kann die nächste Zeit überleben.

Existieren Viren überhaupt?

Da die ganze Impfhypothese hierauf beruht, ist es sehr sinnvoll, diese Frage anzugehen.

In einem Urteil vom Dezember 2016 hat das Bundesverfassung Gericht beschlossen, daß die Existenz eines Masernvirus nicht bewiesen ist! www.hecrl.com/bghvd

Schaut man ein bißchen in die Virus-Geschichte hinein, kann man dies leicht nachvollziehen.

Sie begann in den letzten Jahren des 19. Jahrhunderts. Dank Pasteur und Koch, versteiften sich Wissenschaftler zu dieser Zeit auf das irrsinnige Konzept der angreifenden Mikro-organismen. Zeitgleich als „Krankheiten" in Verbindung mit etwas kleineren Organismen als Bakterien entdeckt wurden. Damit war das Konzept der eindringenden „Viren" geboren. Diese Hypothese gilt bis heute als unbewiesen!

Im Jahr 1931 wurde das Elektronenmikroskop erfunden, wodurch es das erste Mal möglich wurde, etwas in der Größe eines theoretischen Virus zu sehen. Problematisch ist, daß man mit einem Elektronenmikroskop nur totes Material sehen kann und auch nur in Schwarz-Weiß.

Jegliches Farbbild, welches Du möglicherweise Mal gesehen hast und von dem behauptet wurde, es sei ein Virus, wurde von einem Künstler mit Photoshop o.ä. gemacht!

Wie zu erwarten war, wurden in der Tat Teilchen gesehen, welche vorher nicht sichtbar waren. Sofort sprangen einige „Wissenschaftler" auf den Zug auf und erklärten: „Dies müssen die Viren sein, die wir suchen. Wir haben keine Ahnung, was diese Teilchen sonst sein könnten." So ist der Stand der Dinge auch noch Anfang 2018: Unwissenheit darüber, um was es sich handelt, reichte als Beweismittel für eine Hypothese aus, welche rein aus der Luft gegriffen ist. Ich weiß natürlich nicht, was Du unter Wissenschaft verstehst, aber dies erfüllt keinesfalls eine wissenschaftliche Vorgehensweise.

Als man mehr solcher Teilchen entdeckte, wurden sie einfach so als Ursache für diese oder jene Krankheit erklärt. Dies ohne die leiseste Spur von handfesten Beweisen. Ganz nach der Devise: „Wir wissen nicht was diese Teilchen sind, sie sind also posthum Viren."

Auf Seite 45 haben wir schon gesehen, daß es mindestens einen Menschen gibt, der weiß was diese Teilchen tatsächlich sind, da er eine dritte

Art der Mikroskopie erfunden hat, wodurch man diese und noch kleinere Teilchen lebendig beobachten kann.

Er hat keinerlei Beweise für die Existenz von Viren gefunden!

In der Tat hat er entdeckt, daß etwas völlig anderes als die mutmaßlichen Virenangriffe stattfindet: Der Körper selbst produziert Abwehrteilchen, welche die Schulmedizin als eindringende Viren erklärt, um beschädigte Körperzellen aufzulösen - eine Art Selbstreinigungsprozeß.

Seine Beobachtungen scheinen revolutionär zu sein. Allein schon, wenn man nur die schulmedizinische Sichtweise kennengelernt hat. Aber die Hypothese der angreifenden Viren wäre revolutionär; wäre sie wahr.

Diese Welt ist sehr genial aufgebaut und alles hat eine natürliche Harmonie und ein Gleichgewicht. Alles wird konstant recycelt, damit neue Formen entstehen können. Alle Ausscheidungen unseres Körpers sind in unterschiedlicher Weise Nährstoffe für Mikroorganismen, welche sie noch einmal in Nährstoffe für die Pflanzen umbauen, die wir dann essen. Daß wir den größten Teil unserer Ausscheidungen ins Meer pumpen hat dazu beigetragen, daß unser Ackerland stetig an Fruchtbarkeit abnimmt.

Die Verarbeitungsprozesse im Boden sind sehr viel weniger geworden, was zum gegenwärtigen Mangel an Kohlendioxid (dem existentiellen Nährstoff fast aller Pflanzen) in der Luft und zu noch weniger Fruchtbarkeit der Böden beigetragen hat.

Im morphogenetischen Feld der Erde gibt es gesunde, beschädigte und tote „Gewebe". Es gibt Abermillionen von Arten Insekten, Pilze, Mikroorganismen usw., welche die Aufgabe haben, beschädigte und tote organische Materie zu recyceln, um die Welt rein und gesund zu halten.

Wenn Zellen in unserem Körper beschädigt oder verzerrt werden, so bekommen automatisch diese „Recyclingorganismen" mittels des morpho-genetischen Feldes der Erde den Auftrag, diese Zellen aufzulösen und deren Proteine anderen Prozessen zur Verfügung zu stellen. Viele dieser Recyclingorganismen leben schlummernd in unserem Körper bis sie einen Auftrag erhalten. Sofort werden sie wach und aktiv. Sobald sie ihre Arbeit erledigt haben, gehen sie zurück in den

Schlummermodus. Dies ist genau das, was Gaston Naessens gezeigt hat.

Die Recyclingorganismen wohnen von Geburt an unserem Körper inne. Das ist höchst sinnvoll, damit sie sofort aktiv sein können, wenn sie gebraucht werden. Die Idee, daß sie von irgendwoher angeflogen kommen, wäre viel zu riskant.

Unser Körper hat sein eigenes Recyclingsystem kreiert.

Einen weiteren Beweis hierfür können wir sehen, wenn jemand seinen Körper endgültig verläßt. Je nach Temperatur, fängt der „tote" Körper binnen Stunden oder ein paar Tagen sichtbar und riechbar an, zu verfaulen, d.h., die organische Materie insgesamt wird recycelt. Dieser Prozeß fängt wohlgemerkt von innen an, niemals von außen. D.h., die Recyclingorganismen waren immer im Körper vorhanden und sind durch die Anwesenheit einer lebendigen Seele inaktiv gehalten worden. Sobald die Seele weg ist, haben sie die dominante Aufgabe, im zurückgelassenen Körper alles zu recyceln.

Im Gegensatz zur schulmedizinischen Hypothese der angreifenden Mikroorganismen stelle ich die

These des natürlichen Recyclings beschädigter Zellen durch eigene, vom Körper erzeugte Mikroorganismen auf.

Der große Unterschied ist, daß es handfeste Beweise für meine These gibt!

Weiteres dazu kannst Du kostenlos hier downloaden:- www.hsurl.com/simmun

Daher ist die Schlußfolgerung, welche wir ziehen müssen, daß Impfen ein blödsinniges Konzept ist, welches niemals irgendwelche Vorteile bringen aber schwere Verletzung und Tod verursachen kann und dies auch tut.

Ein paar Impfstatistiken

England erlebte in der Zeit um 1871 bis 1872 seinen schwersten Ausbruch von Pocken mit 45.000 Toten, während 98 Prozent der Population im Alter von zwei bis 50 Jahren gegen Pocken geimpft waren. Während dieser Zeit gab es in Deutschland über 125.000 Todesfälle durch Pocken, mit einer Impfrate von 96 Prozent. (The Hadwen Documents)

- In Deutschland begann die Zwangsimpfung gegen Diphtherie im Jahr 1940 und bis 1945 stieg die Zahl der Diphtheriefälle von 40.000 auf 250.000. (Don`t Get Stuck, Hannah Allen)

- 1967 wurde Ghana von der Weltgesundheitsorganisation für frei von Masern erklärt, nachdem 96 Prozent der Bevölkerung geimpft worden waren. 1972 erlebte Ghana einen der schlimmsten Masernausbrüche mit der höchsten Sterblichkeitsrate aller Zeiten. (Dr H Albonico, MMR Vaccine Campaign in Switzerland, März 1990)

- Im Vereinigten Königreich sind zwischen 1970 und 1990 über 200.000 Fälle von Keuchhusten bei vollständig geimpften Kindern aufgetreten. (Community Disease Surveillance Centre, UK)

- In den Siebzigerjahren wurde in einer Impfstudie gegen Tuberkulose mit 260.000 Menschen in Indien festgestellt, daß mehr Fälle von TB bei den Geimpften als bei den Ungeimpften auftraten. (The Lancet 12/1/80 p73)

- Im Jahr 1977 bezeugte Dr. Jonas Salk, welcher die erste Polio-Impfung entwickelte, zusammen mit anderen Wissenschaftlern, daß die Massenimpfung gegen Polio die Ursache der meisten Poliofälle in den USA seit 1961 war. (Science 4/4/77 "Abstracts")

- 1978 ergab eine Umfrage unter 30 Staaten in den USA, daß mehr als die Hälfte der Kinder, welche an Masern erkrankten, ausreichend geimpft worden waren. (The People`s Doctor, Dr R Mendelsohn)

- Im Jahr 1979 gab Schweden den Keuchhustenimpfstoff wegen seiner Wirkungs-losigkeit auf. Von 5.140 Fällen im Jahr 1978 wurde festgestellt, daß 84% dreimal geimpft worden waren! (BMJ 283: 696-697, 1981)

- In der Ausgabe des Journal of the American Medical Association vom Februar 1981 wurde festgestellt, daß 90% der Geburtshelfer und 66%

der Kinderärzte sich eine Röteln-Impfung weigerten.

- In den USA stiegen die Kosten für eine Einzeldosis DPT-Impfstoff von 11 Cent im Jahr 1982 auf 11,40 Dollar im Jahr 1987. Die Hersteller des Impfstoffs legten 8 Dollar davon auf Seite, um die Rechtskosten und Entschädigungen zu decken, welche sie Eltern von hirngeschädigten Kindern und Kindern, die nach der Impfung starben, auszahlten. (The Vine, Issue 7, January 1994, Nambour, Qld)

- Im Oman kam es zwischen 1988 und 1989 zu einem Polioausbruch unter Tausenden von vollständig geimpften Kindern. Die Region mit der höchsten Ausbruchsrate hatte die höchste Impfabdeckung. Die Region mit der niedrigsten Ausbruchsrate hatte die geringste Impfabdeckung. (The Lancet, 21/9/91)

- Im Jahr 1990 ergab eine britische Umfrage unter 598 Ärzten, daß über 50% von ihnen sich weigerten, den Hepatitis-B-Impfstoff zu erhalten, obwohl sie der zur Impfung gedrängten Hochrisikogruppe angehörten. (British Med Jnl, 27/1/1990)

- Ebenfalls 1990 veröffentlichte das Journal der American Medical Association einen Artikel über Masern, welcher aussagte: "Obwohl mehr als 95% der Kinder im schulpflichtigen Alter in den USA gegen Masern geimpft sind, kommt es weiterhin zu großen Masernausbrüchen in den Schulen. Und die meisten Fälle treten in dieser Situation unter bereits zuvor geimpften Kindern auf. "(JAMA, 21.11.90)

- In den USA erfaßte die US Food and Drug Administration von Juli 1990 bis November 1993 insgesamt 54.072 unerwünschte Reaktionen nach der Impfung. Die FDA räumte ein, daß diese Zahl nur 10% der tatsächlichen Summe ausmache, da die meisten Ärzte sich weigerten, Impfverletzungen zu melden. Mit anderen Worten, überschritten die Nebenwirkungen für diesen Zeitraum eine halbe Million! (National Vaccine Information Centre, 2. März 199)

England & Wales: Jährliche Todesfälle von Kinder unter 15 Jahre durch Masern verursacht

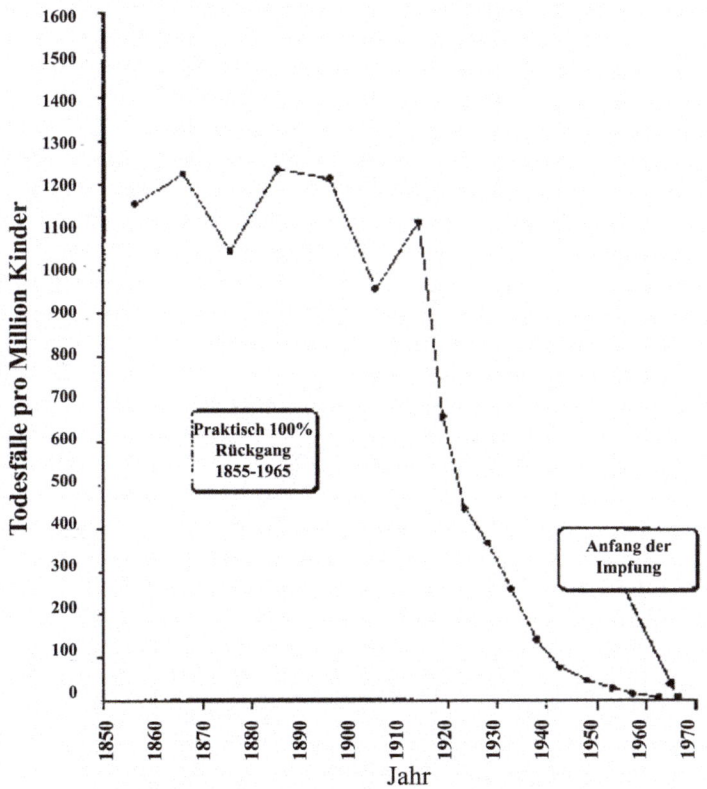

Es sind die enormen Fortschritte in der Ernährung, welche den Tod durch Masern eliminiert haben. Impfungen, welche eingeführt wurden, nachdem das Problem aufgehört hatte zu existieren, haben nie eine Rolle dabei gespielt.

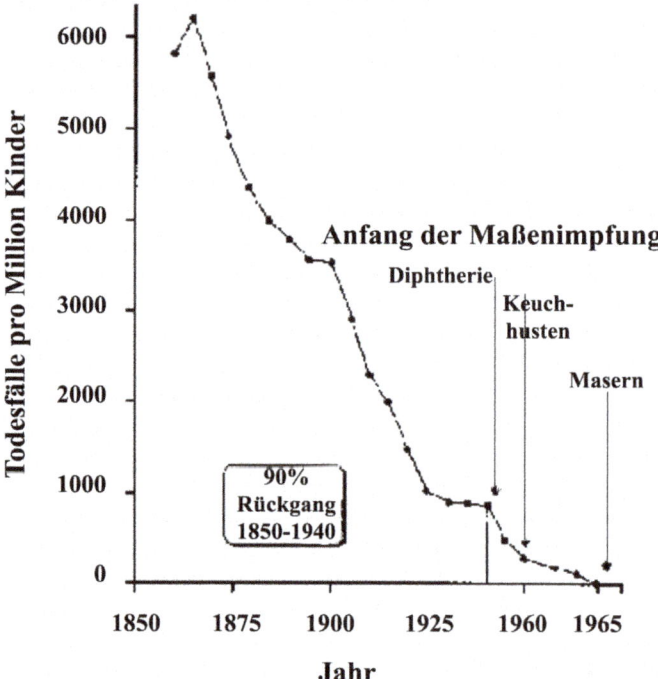

England & Wales: Todesfälle Kinder unter 15 Jahre. Scharlach, Diphtherie, Keuchhusten und Masern kombiniert.

Hier sehen wir einen stetigen Rückgang bis fast gegen Null, bevor mit Impfungen begonnen wurde. Im Fall von Masern sehen wir, daß das Problem bereits verschwunden war, *bevor* man mit Impfungen begann. !

Weitere Statistiken und andere Informationen sind auf folgender Webseite zu finden:
www.whale.to/vaccines/decline1.html

70

Der Pocken-Betrug

Dieses spezielle Thema verdient einen eigenen Abschnitt, weil es der einzige "Sieg" ist, auf welchen die Pharmahersteller Anspruch erheben.

Sie sagen: "Schau, wir haben Pocken vom Planeten ausgerottet und wir können es immer wieder tun, wenn Du uns das Geld gibst."

Eine kurze Zusammenfassung dessen, was tatsächlich passierte, ist sehr aufschlußreich, denn es ist das perfekte Beispiel und der Inbegriff von Roosevelt's "Typ-B-Lügen".

Gegen Ende des 18. Jahrhunderts behauptete der britische Arzt Edward Jenner, daß er Menschen vor einer Pockeninfektion bewahren könne, indem er ihnen Kuhpocken injizierte - eine oberflächlich ähnliche Krankheit, gegen die zu dieser Zeit domestizierte Rinder anfällig waren.

Eine verzweifelte Regierung gab ihm eine sehr große Geldsumme, um seine Arbeit zu fördern, in der Hoffnung, diese Geißel wenigstens zu verringern, welche jedes Jahr Zehntausende umbrachte.

Ziemlich schnell wurde klar, daß sein erster "Erfolg" ein "Rohrkrepierer" gewesen war und daß ein großer Teil der Leute, die seinen "Impfstoff" erhielten, tatsächlich an Pocken erkrankten und daran starben. Aber zu diesem Zeitpunkt war bereits ein großes Impf-Programm im Gange.

Als "Gründungsmitglied" der pharmazeutischen "Ethik" entschied er sich, über diesen Effekt zu lügen und sein Nostrum weiter voranzutreiben, als würde er Leben retten anstatt zu vernichten. Seine Propaganda und die seiner Nachfolger war derart erfolgreich, daß die britische Regierung 1853 die Pockenimpfung zur Pflicht machte. Das Ergebnis war ein massiver Anstieg von Pocken- und Todesfällen. Erst als das Gesetz aufgehoben wurde, begann das Auftreten von Pocken zu sinken - außer in der Stadt Leicester.

Der Stadtrat von Leicester war nicht von der Wirksamkeit der Impfung überzeugt. Er war jedoch davon überzeugt, daß Pocken eine Krankheit schlechter sanitärer Einrichtungen sind: Der Stadtrat hatte sich daher gegen Impfungen zur Wehr gesetzt und stattdessen in die Verbesserung der Sanitärversorgung investiert.
Ergebnis in den Jahren 1887/88:
Die Stadt Sheffield, 70 Meilen nördlich und vollständig geimpft, hatte 7000 Fälle von Pocken,

von denen 10% starben. Leicester hatte nur eine Handvoll Fälle (allesamt Leute, welche aus Sheffield gekommen waren) und keine Todesfälle. Für mich sieht das ziemlich überzeugend aus.

Nimmt man alle anderen Problemkrankheiten hinzu, welche entweder verschwunden (Typhus, Cholera, etc.) oder durch die Einführung von sanitären Anlagen, sauberer Luft und stark verbesserter Ernährung praktisch harmlos geworden sind, wird deutlich, daß dies der Weg zu Gesundheit und Wohlbefinden ist und Impfung nur eine vorübergehende Irrtum, welche der gesunde Menschenverstand schnell korrigieren wird.

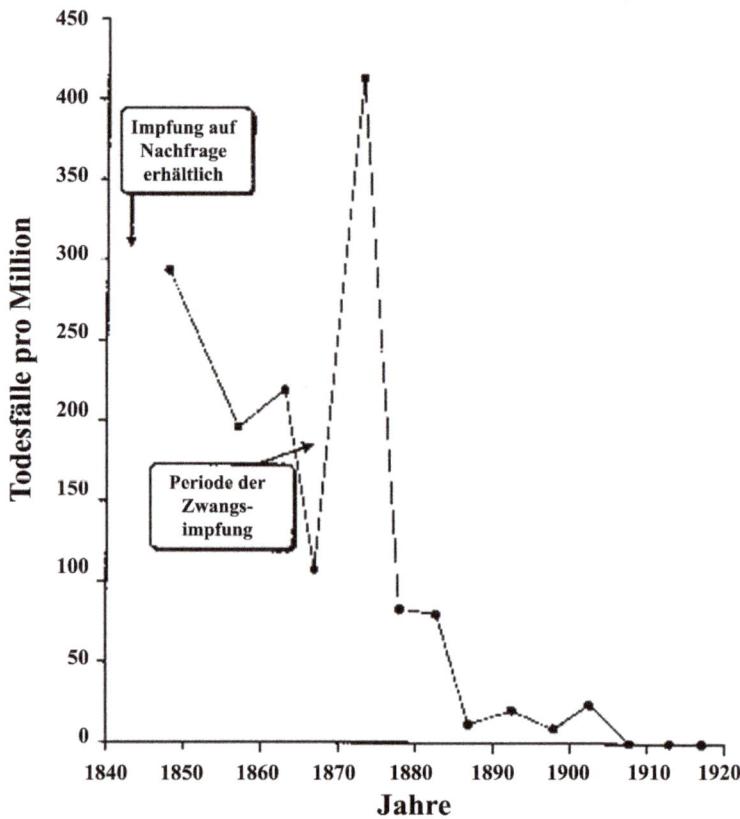

England & Wales: durchschnittliche jährliche Todesfälle verursacht durch Pocken

Todesfälle pro Million (y-Achse: 0 – 450)

Jahre (x-Achse: 1840 – 1920)

Impfung auf Nachfrage erhältlich

Periode der Zwangs-impfung

Hier ist klar zu erkennen, daß Pocken in England und Wales kein Problem mehr darstellten, lange bevor die Vereinten Nationen existierten und Dekaden bevor die Weltgesundheitsorganisation sie "auszurotten" begann.

Vor was hat die Krankheitsindustrie die allergrößte Angst?

Allgemein, dank Morris Fishbein, jegliche Art nicht-pharmazeutischer Heilmethoden.

Da wahrscheinlich sehr viele Menschen die Geschichte dieses Mannes nicht kennen, welcher für die Tötung von mehr Menschen verantwortlich ist als Dschinghis Khan, Adolf Hitler und Pol Pot zusammen, machen wir jetzt einen kleinen Exkurs:

****

Zum aktuellen Stand der Dinge ist es natürlich nicht über Nacht gekommen. Obwohl den Ärzten absichtlich falsche Informationen gegeben wurden, taten diese im Allgemeinen weiterhin das Beste für ihre Patienten, welchen Weg auch immer sie gewählt hatten – sei es Homöopathie, Pflanzenmedizin, Physikalische Therapien, Spezielle Diäten, usw. Erst als ein gewisser Morris Fishbein, der ein Doktor der Medizin gewesen sein mag oder nicht (er behauptete es, konnte jedoch nie einen Beweis für diese Behauptung liefern), den Schauplatz betrat, nahm die größte Schädigung der menschlichen Gesundheit ihren Lauf.

Fishbein übernahm 1924 eine bis dahin einigermaßen unbedeutende American Medical Association (AMA, Amerikanische Ärztevereinigung) und wurde bis zu seiner Absetzung Ende der 1940er Jahre zum engagiertesten Zerstörer der Gesundheit des Profits halber, den die Welt je gesehen hat.

Er stiftete den Erlaß einer Richtlinie zur Lizenzierung von Arzneimitteln an, welche den Ausübenden der Medizin zu verwenden erlaubt wurden. Dieses System der Lizenzierung hing fast vollständig von der Höhe der "Beratungsgebühr" ab, welche ihm von den pharmazeutischen Herstellern gezahlt wurde. Somit war es ihm möglich, eine bösartige Pressekampagne zur Verunglimpfung aller, die nicht- pharmazeutische Heilkunst praktizierten, aufzuziehen und die AMA zu einer der meist gefürchtetsten Organisationen des letzten Jahrhunderts zu machen.

Gegen Ende des Zweiten Weltkrieges stellten Fishbeins Bemühungen und das daraus resultierende Anwachsen der finanziellen Macht der Pharmaindustrie sicher, daß für das junge nationale Gesundheitssystem, welches zu jener Zeit florierte, keine andere Methodik auch nur in Betracht gezogen wurde obwohl auch bis heute die Wirksamkeit der Schulmedizin niemals wissenschaftlich untersucht wurde.

Fishbeins Politik der Verschreibung um des Profits Willen ist für den Tod von mindestens 20 Millionen Menschen und die Verstümmelung von vielen weiteren Millionen verantwortlich. Die pharmazeutische Medizin ist bei weitem die Nummer Eins unter den Ursachen unnatürlicher Todesfälle, mit einer jährlichen Rate, die fast ebenso hoch ist, wie die von Herzinfarkten und Krebs zusammengenommen (welche auf dem zweiten und dritten Platz rangieren).

****

Vor ein paar Jahren hat das Pharmakartell krampfhaft versucht, die Chiropraktik als „nutzlosen Betrug" verbieten zu lassen. Da sich aber fast alle damaligen Chiropraktiker Ärzte die sich weitergebildet haben, ist dies für das Pharmakartell komplett in die Hose gegangen und die Chiropraktik wurde dadurch als eigenständiger Heilberuf mit gleichem Stand wie Pharma-Ärzte anerkannt. Dies ist aber

„Kleinkram", es gibt noch etwas ganz anderes, was für das Kartell die größte Gefahr darstellt.

Seit Jahrzehnten wendet die U.S. Air Force hauptsächlich „Energiemedizin" an, weil dies für sehr viele Dinge viel effektiver als die Pharma-Medizin ist. Dies vom Auge der Öffentlichkeit der militärischen Geheimhaltung wegen fern-zuhalten, ist nicht so schwierig gewesen.

Es gibt aber noch etwas ganz anderes, was die vollständige Auflösung der Pharma-Industrie bedeuten würde, sollte es allgemein bekannt werden. Dies ist ein weltweites Phänomen, welches sich nicht nur als effektiv erwiesen hat, sondern auch zu so einem kleinen Bruchteil der Kosten der Schulmedizin zu verwirklichen ist, daß schon mehrere Länder in Asien und Südamerika ihre Gesundheitssysteme darauf umgestellt haben.

Am Ende des 18. Jahrhunderts hat ein deutscher Mediziner vorläufig seine Praxis aufgegeben. Der Grund dafür waren sich ständig wiederholende Erlebnisse, wobei die pharmazeutischen Präparate, welche er zur Verfügung hatte, zwar verschiedene Krankheiten besiegt hatten aber der Patient danach an den „Nebenwirkungen" gestorben ist.

Während des Überganges vom 18. ins 19. Jahrhundert hat dieser Arzt viel Arbeit in den Versuch investiert, die Wirkstoffe in den Medikamenten von den giftigen Trägermitteln zu isolieren und Prozeduren zu entwickeln, den Patienten allein die Wirkstoffe zu verabreichen. Dies hat er Homöopathie genannt.

Homöopathie ist, einfach ausgedrückt, die destillierten Wirkstoffe eines Medikamentes von den hochgiftigen, chemischen Trägermitteln abzutrennen und dem Patienten in ihrer reinsten Form zu verabreichen.

Dieser Arzt hieß Samuel Hahnemann. Auch noch heute wird er als der Vater der Homöopathie, d.h. des Heilens ohne Gift, verehrt.

Es dauerte fast zweihundert Jahre, bis seine Entdeckungen ihre wissenschaftliche Erklärung in der Quantenbiophysik fanden. Dies ist nichts Ungewöhnliches - es dauerte mindestens 200.000 Jahre von der Entdeckung, daß das Reiben von zwei trockenen Stöcken ein Feuer machen kann, bis das wissenschaftliche Konzept der Reibung erklären konnte, wie das Ganze funktioniert!

In dieser Zeit hatten die pharmazeutischen Hersteller einen Geschäftserfolg nach dem anderen. Durch ihre Propaganda „der Mensch ist eine chemische Maschine und allein Chemikalien können ihn daher heilen" haben sie einen dominanten Platz in unser aller Leben erobert und sind, wie auch Hahnemann erlebt hat, die Ursache Nummer Eins des unnatürlichen Todes und der Verstümmelung geworden.

Warum ist Homöopathie so viel effektiver als die „normale" Medizin?

Nun, es kann sein, daß Dir diese Frage etwas merkwürdig erscheint. Dies ist sowohl nachvollziehbar als auch verständlich, wenn Du nicht zu den Wenigen gehörst, die Kenntnisse in der modernen Physik und insbesondere der Quantenbiophysik haben.

Hochinteressant finde ich die Tatsache, daß es zwei Dinge gibt, welche beide enormen Einfluß auf unser Leben nehmen, aber immer noch keine Grundlage in der Wissenschaft des 20. oder 21. Jahrhunderts haben. Das eine ist unser Schulsystem und das andere die Schulmedizin.

Seit Isaac Newton im Jahr 1687 seine „Philosophiæ Naturalis Principia Mathematica" veröffentlichte, wurde die Welt der Wissenschaft von seiner Theorie des mechanistischen Universums beherrscht. Seine Darstellung des Universums als eine Sammlung „mechanischer" und „biologischer" Maschinen, welche aus dem Nichts erscheinen und wieder ins Nichts verschwinden ist etwas, das unsere Lebenseinstellung immer noch durchdringt.

Für die ersten klar formulierten Beispiele von Ausnahmen zu Newton's Hypothese haben wir uns bei Wilhelm Wien und Ludwig Boltzmann zu bedanken, die 1896 unabhängig voneinander gearbeitet haben. Max Planck, Niels Bohr und eine Menge andere Physiker des 20. Jahrhunderts haben diese Arbeit vertieft und erweitert. Hieraus ist die Quantenphysik entstanden.

Lange glaubte man, daß die Newtonsche Physik und Quantenphysik parallel zueinander existieren - die eine soll die grobstoffliche Welt beschreiben und die andere die feinstoffliche. Erst in den Achtzigerjahren wurde allgemein erkannt, daß diese Trennung gar nicht existiert und die Quantenphysik die Grundlage für alles ist.

Schnell haben alle Branchen der Wissenschaft diese neuen Erkenntnisse aufgenommen und als ihre Grundlage angewendet - mit Ausnahme der Schulmedizin. Warum sie auf einem 430 Jahre alten Wahrnehmungsirrtum beharrt und die moderne Wissenschaft ablehnt, werden wir im nächsten Kapitel sehen.

Laut der Quantenphysik besteht alle Materie aus Energie, welche sich zusammenfügt, um Materie zu formen. Ein Quantum ist die kleinste mögliche Energieeinheit. Dieser oft in der Werbung gezeigte

„Quantensprung" ist daher leicht amüsant, weil es eine Bewegung bedeutet, die so klein ist, daß man nie sicher sein kann, ob sie tatsächlich stattgefunden hat oder nicht!

Enthalten in dieser „Materie" sind auch die Zellen und Organe Deines Körpers, d.h., Energie wird zusammengefügt, um Deinen Körper zu formen.

Was aber verursacht, daß Energie dies tut und das dauerhaft, damit Du die Länge eines physischen Lebens erfahren kannst? Die erste Antwort hierauf ist „Information", d.h., sich in Form(en) zu bewegen. Dies löst die nächste Frage aus: „Woher kommen diese Informationen?" Dies wurde schon in den 60er Jahren entdeckt.

Als neue Instrumente mit wachsender Empfindlichkeit entwickelt wurden, um immer kleinere Teilchen zu beobachten, wurde bemerkt, daß die Ergebnisse vieler Experimente stark durch die Erwartungen des Beobachters beeinflußt werden. Dies führte zu weiteren Experimenten, welche alle deutlich gezeigt haben, daß das Verhalten der Elementarteilchen sich nach den Wünschen des Beobachters ändert. In den Siebzigerjahren ist dies alles im Rahmen des Geheimprogrammes „MK-Ultra Gemütskontrolle

(Mind Control)" aus der Öffentlichkeit verschwunden.

Die Ergebnisse aller Experimente sind aber klar: Bewußtsein bestimmt die Form! D.h., Bewußtsein ist die Quelle der Informationen.

Seit den 20er Jahren des letzten Jahrhunderts ist es auch dank der Arbeit von Jagadish Chandra Bose F.R.S. sicher, daß Pflanzen ein eigenes Bewußtsein haben, und Mineralien möglicherweise auch! Wir leben in einem bewußten Universum.

Bewußtsein erzeugt Information. Information bestimmt die Form. Form bestimmt die Funktion und Funktion ergibt Erlebnisse.

Offensichtlich ist daher die optimale Stelle, um Erlebnisse zu ändern, das Bewußtsein zu ändern. Dies ist die wahre Aufgabe der Heiler und der spirituellen Lehrer. Und genau weil Bewußtsein die Ur-Bestimmung ist, kann ein Heiler Deine Lebensgewohnheiten und Erwartungen direkt von Deinem Körper „ablesen".

Wenn ein krankmachendes Bewußtsein soweit geändert wird, daß es aufhört, krankmachende Informationen zu erzeugen, verschwindet de facto die Krankheit (das Endergebnis des Bewußtseins).

Manchmal ist der Mensch aber von den Ergebnissen so weit geschwächt, daß er selbst nicht dazu in der Lage ist, sein Bewußtsein ausreichend zu ändern. Hier ist es dann sinnvoll, die nächste Stufe zu bearbeiten und die Information zu ändern.

Dies macht der/die Heiler(in) in dem sie/er dem Leidenden Energie mit korrigierenden Impulsen überträgt. Der/die Homöopath(in) macht im Prinzip das Gleiche, indem dem Leidenden Globuli oder Tropfen gegeben werden, welche mit den erforderlichen korrigierenden Informationen aufgeladen sind.

Die Schulmedizin versucht alles am falschen Ende zu ändern, indem sie eine chemische Attacke auf das Ergebnis ausübt und verursachende Form, Information und Bewußtsein völlig außer Acht läßt. Hingegen vertieft sie im „Patienten" (ihrer Beute) den Glauben, daß sie/er selber unfähig ist, etwas daran zu ändern! So bekommt das Pharmakartell Dauerkunden.

Laß mich dies anhand eines selbst erlebten Beispiels klarer machen:
In der Küche ist der Schlauch vom Wasserhahn zur Waschmaschine geplatzt und hat angefangen, Wasser durch den ganzen Raum zu schleudern.

Meine Mitbewohnerin hat allein den Effekt wahrgenommen und versucht, den Schlauch wieder zusammenzudrücken. Ich habe sie aus dem Weg geschoben und den Wasserhahn zugedreht.

Ihr Versuch mußte erfolglos bleiben, weil sie mit ihren Händen niemals so viel Druck hätte ausüben können und natürlich irgendwann aus Erschöpfung loslassen mußte. D.h., daß ihre Vorgehensweise niemals das Problem lösen könnte. Meine Vorgehensweise, die Wasserzufuhr zum Schlauch zu stoppen, hat das Problem binnen Sekunden gelöst (außer den geplatzten Schlauch zu ersetzen).

Korrigierende Information zu übertragen, ist viel wahrscheinlicher von Erfolg gekrönt, als teure Chemikalien zu nehmen, weil sie viel höher in der Kausal-Effekt-Kette liegen. Die Anwendung ist viel einfacher und es ist keinerlei besondere Ausrüstung erforderlich.

Genau deswegen ist die Homöopathie so viel effektiver als die Schulmedizin.

Nun, jetzt wo das gesagt ist, dürfen wir nicht außer Acht lassen, daß die Schulmedizin auch ihren Kompetenzbereich hat.

Wenn es sich um physische Wunden, gebrochene Knochen u.ä. handelt, so hat die Schulmedizin dort ihre wahre Aufgabe. Dies ist auch ihr Ursprung. Aus dem militärischen Erste-Hilfe-Dienst der Römer ist die Schulmedizin entstanden. Und sie kam erst im 15. Jahrhundert in ihre Machtposition, als die Katholische Kirche etwas brauchte, womit sie die frühen Weisen, welche sie ermordeten, ersetzen konnten. Aus dieser politischen „Sanierung" stammt der Glaube, daß die Schulmedizin von Gott angeordnet wurde.

Die ganze Geschichte kannst Du hier lesen:
www.karmasingh.eu
(und dann auch „Kostenloses" klicken).

Warum lehnt die Schulmedizin die moderne Wissenschaft komplett ab?

Das 420 Jahre alte, „mechanische" Konzept Newtons, welches inzwischen widerlegt ist, bietet dem pharmazeutischen Kartell einen enormen Vorteil.

Es scheint zu sagen, daß die „Maschine" Mensch vorprogrammiert ist und der Mensch selber nichts daran ändern kann. Dies bedeutet natürlich, daß ein Ritter erforderlich ist, um Verbesserung ins Leben zu bringen. Auftritt Bühne links, der Halbgott im weißen Kittel.

Die schulmedizinische Wahrnehmung „Körper als Maschine" stolpert schon über die Frage „Woher stammt Bewußtsein?" Obwohl die Schulmediziner auf dem Konzept beharren, daß Bewußtsein als ein Aspekt der Gehirnbildung irgendwann in den ersten Lebensjahren erscheint und dann nach dem Tod wieder verschwindet, haben sie nicht die geringsten Beweise, welche dieses Konzept untermauern könnten. Sie werden auch niemals welche bekommen, weil die moderne Wissenschaft beweist, daß dieses Konzept realitätsfremd ist. Es herrscht jedoch in der Schulmedizin als Dogma, d.h. einer Pflichtglaube, welcher vom hohen Stuhl eingegeben wurde: Um eine medizinische Lizenz zu bekommen und zu behalten, mußt Du Dich verpflichten, diese und viele andere Glaubenssätze ohne wissenschaftliche Unter-mauerung als wahr anzunehmen. Tust Du dies nicht, fliegst Du aus deren „Kirche" raus und verlierst Deine Zulassung als Arzt.

Ihr nächstes Problem ist ihr eigenes „Human-Genome-Project", welches zum Gegenstand hatte, die ganze genetische Struktur des Menschen zu kodifizieren. Von dieser Untersuchung haben sich die pharmazeutischen Hersteller die Möglichkeit versprochen, das Schicksal eines Menschen durch „Gentherapie" zu beeinflussen und dabei viele Milliarden Euro mehr zu verdienen. Laut deren Newtonscher Hypothese soll es rund 214.000 Gene geben, welche zusammen alles an einem Menschen festlegen. (Hier bitte aufmerken: Diese Hypothese besagt, daß freier Wille, die Möglichkeit eine Wahl zu treffen und Selbstverantwortung gar nicht existieren können!)

Als nach mehreren Jahren und mehreren Millionen Dollar das endgültige Ergebnis vorlag, wurde offenbart, daß es in der Tat knapp 25.000 Gene gibt. Das sind <u>190.000</u> WENIGER als erforderlich wären, um deren Newtonschen „Mensch als willenlose Maschine" zu bestätigen. Deren eigene Forschungen zeigen unwiderlegbar, daß Gene nichts bestimmen und gar nichts bestimmen können.

Die Epigenetik beweist, daß die Gene eine passive Datenbank sind, welche Deine eigenen Zellen selbst kopieren und anschließend modifizieren. Siehe das Buch und die DVD „Intelligente Zellen" von Prof. Bruce Lipton PhD. im Koha Verlag. (Hinweis: Obwohl die deutschen Ausgaben den selben Titel tragen, haben Buch und DVD unterschiedliche Inhalte. Im englischen Original haben sie unterschiedliche Titel.) Jedoch wird immer noch das Dogma der genetischen Bestimmung vorgetragen, sowohl in medizinischen Hochschulen als auch in öffentlichen Foren, wie ARD, ZDF und dergleichen. Es wird so getan, als ob es wahr wäre und nicht der durch eigene Forschung belegte Unsinn. Hieraus entstand das Märchen der „Erbkrankheiten", welche es natürlich gar nicht gibt.

Das, was als „Erbkrankheit" verkauft wird, sind fast ausschließlich die gleichen destruktiven Gewohnheiten, welche von Generation zu Generation weiter gelehrt werden, bis irgendeiner

„Stop" sagt und das destruktive Verhalten ändert. Auf meinem mehr als 30-jährigen Berufsweg als Heiler habe ich immer wieder Menschen mit diesem Fluch „Erbkrankheit" erlebt. Ohne Ausnahme sind sie durch das Erkennen und Unterlassen der erlernten, destruktiven Gewohnheit von diesem Unheil befreit worden.

Die moderne Physik lehrt uns, daß alle Materie, inklusive Deinem physischen Körper, keine festen Dinge sind, sondern vorübergehende Effekte. Mit „vorübergehend" sind Bruchteile einer Sekunde gemeint! Das heißt, mehrmals pro Sekunde wird die Materie Deines Körpers aufgelöst und neue Materie kreiert.

Was steuert diesen Prozeß? Warum verschwindet Dein Körper nicht einfach so?

Das, was Deinen Körper „zusammenhält", d.h., immer neu kreiert, bist Du selbst - die Seele, welche den Körper benutzt. Deswegen wird Dein Körper stetig verändert. Dein Bewußtsein liefert die kontrollierenden Impulse, d.h. Informationen, welche Deinen Körper immer wieder neu formen. Deshalb kann Dich ein Heiler anschauen und allein an Deinem Aussehen und Deiner Bewegung Deine Lebensgewohnheiten erkennen. Deine schöpferischen Informationen manifestieren sich naturgesetzmäßig in der Form und Struktur Deines Körpers. Um Deinen Körper zu verändern, muß daher erst eine Änderung in den verursachenden Informationen stattfinden. Dies ist nicht nur praktisch und entspricht der Arbeitsweise eines kompetenten Heilers, sondern wird auch immer wieder durch die moderne Physik bestätigt.

Mit Chemikalien (schon geformte Materie!) kann man natürlich die viel, viel aktiveren Informationen keinesfalls ändern. Man kann die Symptome, d.h., die Effekte der Informationen mit Chemikalien betäuben oder maskieren, wie jeder Alkoholiker oder Heroinsüchtige bestätigen kann. Aber solange die verursachenden Informationen „am Steuer" bleiben, gibt es keine Erlösung vom Leid.

Dies ist nicht nur die praktische Erfahrung, sondern auch genau das, was die Epigenetik, die Quantenbiophysik und andere, viel ältere Wissensquellen einheitlich aussagen.

Um Heilung zu erreichen, müssen die verzerrenden Informationen durch geordnete ersetzt werden.

Dies ist z.B. der Grund, warum die Harmony-Technologie die verzerrten, informationellen

Flüsse zurück in die Ordnung bringt und bei so vielen „unheilbaren" Krankheiten bis zu 95% effektiv ist: Ist die Ursache weg, hört der Effekt auf.

www.hsurl.com/hs

Die pharmazeutische Industrie, welche ausschließlich aus der Herstellung und dem Verkauf von Chemikalien Gewinne erzielt, kann daher keinesfalls die moderne Wissenschaft anerkennen, sondern muß stetig kämpfen, um die Menschheit davon fernzuhalten.

Die moderne Wissenschaft beweist unabdingbar, daß die pharmazeutische Medizin nicht funktioniert und niemals funktionieren kann.

Um überleben zu können, hat die Pharmaindustrie daher keine andere Wahl, als durch abgekaufte Politiker und „schwarze Propaganda"** zu versuchen, das Wissen über tatsächlich funktionierende Heilmethoden und den Zugang zu diesen zu verbieten.

(** Der größte Teil, d.h., rund 95% der Mainstream Presse sind entweder direkt oder durch Ketten im Besitz der Eigentümer des pharmazeutischen Kartells)

Die Homöopathie ist unwissenschaftlich, nicht wahr?

Wirklich? Das, was Dir vorgetragen wurde, ist nichts anderes als die Schummelei der pharmazeutischen Hersteller.

Die Pharmaindustrie gibt jedes Jahr Abermillionen für Propaganda aus, nur um ihr eigenes Märchen als die allein gültige Wissenschaft zu verkaufen. Im letzten Kapitel haben wir gesehen, warum sie dies tun müssen, um nämlich Überlebenschancen für sich selbst zu erkaufen.

Nun, um zu „beweisen", daß die Homöopathie unwissenschaftlich ist, wenden sie ihre eigene unwissenschaftliche Vorgehensweise an und erklären, daß keine Wirkung möglich ist, weil in homöopathischen Mitteln ab einer bestimmten Potenz kein Atom des Ausgangsmaterials mehr vorhanden ist. Keine Chemikalien setzen sie gleich mit keiner Wirkung.

Weiterhin werden All die Millionen positiven Wirkungen hierdurch für ungültig erklärt: „Unsere „Wissenschaft" zeigt uns, daß eine Wirkung ohne Chemikalien nicht möglich ist.

Diese Wirkungen der Homöopathie sind daher illusorisch." Hier berufen sie sich auch auf ihre Definition vom Placebo-Effekt, d.h., „wenn keine chemische Medizin gegeben wurde, sind Gesundheits-verbesserungen illusorisch."

Sie haben sehr viel Geld ausgegeben, um diese Definition in den Gemütern der Menschen festzusetzen, um einem Hinterfragen, was der Placebo-Effekt wirklich zeigt, vorzubeugen.

Nehmen wir ein typisches Beispiel vom einem „Doppel-Blind-Test". Menschen, die unter einer bestimmten Krankheit leiden, werden in drei Gruppen eingeteilt. Die Teilnehmer der ersten Gruppe bekommen das zu testende Medikament. Den Teilnehmern der zweiten Gruppe gibt man eine Zuckerpille oder eine Salzspritze. Ihnen wird aber gesagt, daß sie das Medikament bekommen. Die Teilnehmer der dritten Gruppe, die Kontrollgruppe, bekommt gar nichts.

Wenn mindestens 15% der Teilnehmer der ersten Gruppe eine Verbesserung zeigt, dann wird das Medikament meist zugelassen. Häufig ist es aber der Fall, das die Teilnehmer der ersten UND der zweiten Gruppe ziemlich die gleiche Verbesserung zeigen. Laut der Pharmahersteller beweist dies die Wirksamkeit des Medikaments und daß die Verbesserungen in der zweiten

Gruppe illusorisch sind. Wenn man dies aber wissenschaftlich betrachtet, zeigt der Placebo-Effekt eindeutig, daß es der Glaube ist, der geheilt hat und nicht das Medikament. Das Medikament ist also wirkungslos und unnötig. Ändere den kranken Glauben, d.h. die Informationen und die Krankheit verschwindet!

Als Samuel Hahnemann um die Jahrhundert-wende vom 18. in das 19. Jahrhundert die Homöopathie entwickelte, war es sein Ziel, die Wirksamkeit/Wirkstoffe sämtlicher Medikamente zu isolieren, um die oft tödlichen „Neben-wirkungen" der chemischen „Trägersubstanz" zu verhindern. Mehr als 100 Jahre bevor die Quantenphysik seine Arbeit untermauert hat, entdeckte er, daß es die Information ist, welche heilt und die chemischen Trägermittel nicht nur nicht erforderlich, sondern auch der Heilung direkt hinderlich sind.

Hahnemann und seine vielen Nachfolger haben weitere Heilinformationen isoliert und an neutralen Trägermitteln wie wirkungsneutralen Globuli gebunden und für alle verfügbar gemacht.

Das Problem des Pharmakartells mit der Homöopathie ist daher absolut eindeutig: Sie ist der lebende Beweis, daß die pharmazeutische Medizin völlig unnütz, unnötig und schädlich ist. Das Pharmakartell hat keine andere Wahl, als mit allen illegalen Mitteln, wie Verleumdung, Bedrohung, Erpressung, Schmiergeld usw. zu versuchen, die Homöopathie zu unterdrücken und verbieten zu lassen.

Die Wissenschaft selbst (d.h. die echte und nicht die Pseudowissenschaft der Pharmahersteller) erklärt eindeutig und unwiderlegbar die Homöopathie für äußerst wirksam und die pharmazeutische Medizin für höchstgefährlich, mit äußerst minimalen Vorteilen für die Menschheit, wenn überhaupt.

Da die Homöopathie eine wissenschaftliche Grundlage hat und die pharmazeutische Medizin nicht, haben viele Länder in Südamerika, als auch ganz Indien die pharmazeutische Medizin in der Volksgesundheitsvorsorge durch die viel effektivere Homöopathie ersetzt.

Basierten unsere nationalen Gesundheitssysteme auf Wissenschaft, statt auf Gewinnen für Pharmahersteller, so wären Hausärzte in erster Linie in der Homöopathie und der Ernährung ausgebildet.

Wäre Deutschland z.B. auf die Homöopathie, statt auf die pharmazeutische Medizin geprägt, so würden nicht nur Abertausende von Todesfällen und Verstümmelungen der „iatrogenen Krankheiten" (durch medizinische Behandlung getötet oder schwer verletzt - von Iatros oder Jatros der altgriechische Begriff für Arzt) ausbleiben, auch Deine Beiträge zur Krankenkasse würden 30% bis 50% sinken.

Schränke die Schulmedizin in den Bereich ein, wo sie über Kompetenz verfügt, d.h. körperliche Wunden, Knochenbrüche usw. und laß das, was funktioniert woanders gedeihen und es wird uns allen besser gehen.

Wir können ein wissenschaftlich fundiertes Gesundheitswesen wählen oder die enormen Kosten an Leben, Gesundheit und Geld für ein pseudowissenschaftliches Ausbeutungssystem weiter tragen.

Weitere ungezogene Sachen

Im ersten Teil dieses Buches haben wir den Impfbetrug in großem Detail angeschaut. Dies ist aber bei Weitem nicht die einzige Aktivität des Pharmakartells, um uns massive Geldsummen durch deren Krankheitsindustrie zu entziehen. Es gibt drei weitere Aktivitäten, welche unsere Aufmerksamkeit verdienen:

-Krebs

-Schwermetallvergiftung

-Antibiotika

-Psychopharmaka

Krebs

Am Anfang des 20. Jahrhunderts konnte ein Hausarzt erwarten, während seiner gesamten Karriere drei Krebsfälle zu erleben. Diese „Krankheit" war so selten, daß im Jahr 1903 ein Professor in den USA all seine Studenten aus dem Winterurlaub zurückholte, weil er gerade einen Krebsfall reinbekommen hatte.

Natürlich gab es bei solch einer seltenen Sache kaum Gelegenheit, Krebs zu erforschen und Behandlungsmethoden zu entwickeln.

Als die Ernährung in der Ersten Welt sich von „Aus dem Garten zum Tisch" änderte auf „vorgekaute" Fabrikernährung mit enorm vielen Giften eingemischt, um sie länger haltbar zu machen, stieg die Zahl der Krebsfälle enorm an. In der Tat stiegen die Krebsfälle genau parallel zum Anstieg der Fabrikernährung. Da aber die Schulmediziner so festgefahren wurden, in ihrer Vorgehensweise die Effekte (die Symptome) eines Problems anzugreifen, statt die Ursache aufzuspüren und zu beenden, haben sie diesen Zusammenhang nicht bemerkt. Auch heutzutage streitet das Pharmakartell dies ab. Jedoch hat eine individuelle Umstellung auf sehr reine, für den Menschen geeignete Ernährung eine Erfolgsrate bei der Auflösung von Krebs von 83%! Kombiniere dies mit anderen nicht-pharmazeutischen Vorgehensweisen und man kommt sehr nah an 100%.

Vergleiche dies mit der Durchschnitts-Erfolgsrate der Schulmedizin von 0,2%.

Heutzutage ist, nach pharmazeutische Medikamente und Herzinfarkt, der Krebs die Todesursache Nummer Drei in der Ersten Welt.

Also, was sagt uns das oben Erwähnte? Daß Krebs möglicherweise gar keine Krankheit ist, sondern eine Notlösung für ein anderes Problem und dieses andere Problem schwere Vergiftung sein könnte. Füge noch die Umweltvergiftung durch den steigenden Verbrauch von Kunstdünger und Pestiziden hinzu, und man sieht parallel dazu einen Anstieg in der Krebsrate. Scheint etwas dran zu sein, oder?

Ziehen wir die Umstellung von chemisch gezüchtetem auf Bio-Gemüse in Betracht, sieht man unter den Menschen, welche diesen Weg wählen eine viel niedrigere Krebsrate.

Vor mehr als 70 Jahren haben manche Forscher erkannt, daß Krebs ein Ausdruck chronischer

Vergiftung ist und haben angefangen Methoden zu entwickeln, den Körper zu entgiften.

Auch damals schon war Krebs ein sehr großes Geschäft für das Pharmakartell und dann kommen ehrliche Menschen, die Krebs mit ein paar Wildkräutern oder so heilen können. Abermillionen Dollar standen auf der Kippe. Einige dieser Erfinder hat das Kartell gekauft. Andere weigerten sich, an der Ausbeutung kranker Menschen beteiligt zu sein. Jene wurden gnadenlos bis in den Tod verfolgt.

Nur um ein Beispiel zu erwähnen: 2006 hatte ich etwas in der Hand, von dem ich meinte, es könnte eine starke Entgiftung bei Krebs in einem späten Stadium auslösen und Leben retten. Obwohl es fast €500,- kostete, habe ich drei dieser Dinge einem Krebsinstitut auf Long Island, New York über einen dort arbeitenden Bekannten zum Testen angeboten. Wochen später bekam ich die Antwort: „50.000 Dollar pro Patient im Voraus bezahlen und wir werden es testen." Total baff über diese komplett unmenschliche Antwort, fragte ich meinen Bekannten, wie sie auf solche merkwürdigen Ideen kommen. „Ganz einfach", erwiderte er. „Dies ist die Summe, die sie verlieren würden, wenn ein Krebspatient gesund wird, anstatt zu sterben."

Zwölf Jahre später habe ich etwas noch effektiveres, das nur €35,- kostet! Laut den deutschen Gesetzen darf ich hier im Buch nicht sagen, was es ist oder wo Du es bekommen kannst. Schicke mir eine Anfrage für eine persönliche Beratung und da ich dies dann nicht in der Öffentlichkeit tue, darf ich alles erzählen. Bemerke aber bitte: Wenn die Tumore verschwunden sind, ist das Problem keinesfalls gelöst! Es wurde lediglich Zeit erkauft, um alles in Ruhe anschauen zu können und die wahren Probleme zu lösen.

Angenommen, unsere Ansicht über Krebs als vorübergehende Notlösung für chronische Vergiftung stimmt. Und dies scheint tatsächlich so zu sein, weil Entschlackungsmethoden und das Beenden der Zufuhr von Giftstoffen Erleichterung mit sich bringen. Was wäre dann das Dümmste, was man bei Krebs tun könnte? Weitere Giftstoffe hinzuzufügen natürlich. Aber dies ist genau das, was die Schulmediziner tun, und es erklärt deren miserable Erfolgsrate bei Krebs. Aber sie kennen es nicht anders: Ihre ganze Ausbildung zielt darauf ab, Krankheiten, wie sie sie wahrnehmen, zu vergiften.

Laß uns ein paar Entgiftungsmethoden und deren Erfolgsrate bei Krebs anschauen.

Ernährung:

Wie schon erwähnt, haben die beiden Methoden „Makrobiotik" und „Chinesische Fünf-Elemente-Ernährung" jeweils eine Erfolgsrate von über 80%.

Die Leber entsteinen:

Die beste Beschreibung, die ich kenne, ist das gesamte Buch „Die wunderbare Leber und Gallenblasenreinigung" von Andreas Moritz. Seit seinem mysteriösen Tod versucht das Pharma-Kartell sein Buch zu unterdrücken. Ich habe gehört, daß es als kostenloser Download im Internet hochgeladen wurde, um dies zu umgehen. Dies ist natürlich eine Verletzung des Copyrights, aber dies finde ich viel akzeptabler, als daß Tausende Menschen einen qualvollen Tod sterben. Ich bin mir auch sicher, daß Andreas nichts dagegen hat.

Die Leber ist vielleicht das wichtigste Entgiftungsorgan und neigt deshalb dazu, Giftstoffe in sich zu sammeln. Dies führt zu Einschränkungen der Leberfunktion und dies wiederum zu einem Anstieg des Giftstoffspiegels im ganzen Körper. Hier könnte das Notsystem Krebs eingreifen, um die Giftstoffe an einer Schwachstelle des Körpers zu lagern und zu verarbeiten. Hierfür werden die besonderen Krebszellen gebaut, welche diese Giftstoffe umwandeln und für den Menschen harmlos machen.

Bringe die Leber zurück in funktionierende Ordnung und sie wird selbst diese Giftstoffe verarbeiten. Dies behebt die „Krebsnotwendigkeit" und hat eine Erfolgsrate von 54%.

Diese Methode kann man wirklich nur im Anfangsstadium als Hauptmethode anwenden, weil es drei bis vier Monate dauert, bis signifikante Änderungen feststellbar sind und eine komplette Entsteinung ein Jahr dauert.

Rebirthing und andere Atemtherapien:
Hierbei geht es um die emotionellen Blockaden, welche den Körper so geschwächt haben, daß er Schwierigkeiten hat, mit normaler Schlacke umzugehen. Bring die emotionellen Systeme wieder in Schwung und in allen Bereichen des Lebens sind Vorteile zu erwarten.
Die Erfolgsrate bei Krebs beträgt um die 30%.

Hatha Yoga und Tai Chi / Chi Quong:
Diese Methoden, eine aus Indien und die andere aus China, haben alle den Effekt, den Körper in einen viel effizienteren Zustand zu bringen. Hierdurch wird der Körper viel besser entschlackt

mit dem Ergebnis, daß diese Methoden Erfolgsraten bei Krebs um 22% verheißen.

Akkupunktur / Moksha:
Obwohl dies im Westen viel weniger bekannt ist, ist Moksha der Gegenpart zur Akkupunktur. Welche Methode am besten ist, hängt davon ab, um welche Krebsart es sich handelt.
Beide haben eine Erfolgsrate von rund 18%.

Zusatzmethoden:
Dies sind alles Methoden, welche ihrer Wirkungsweise wegen sehr empfehlenswert aber als Hauptmethode ungeeignet sind. Ein Beispiel hierzu ist die Harmony- Technologie
www.hsurl.com/hs
Obwohl einige Menschen berichtet haben, daß sie ihren Krebs allein damit losgeworden sind, würde ich diese Erfolge als Sonderfälle betrachten und ausdrücklich davor warnen, sie als alleinige Methode zu benutzen.
Da sie die Effizienz aller Körpersysteme erhöht, stellt sie einen sehr nützlichen Zusatz zu einer nicht-schulmedizinischen Therapie dar, um Krebs aufzulösen.

Die Homöopathie kann, wie wir schon gesehen haben, sehr viel im Bereich körperlicher und geistiger Gesundheit erreichen. Da es sich bei

Krebs hauptsächlich um eine Vergiftung handelt und die Notwendigkeit nach sich zieht, die Zufuhr dieser Giftstoffe zu beenden, kann die Homöopathie eine unterstützende aber keine Hauptrolle einnehmen.

Trinkwasser:
Leitungswasser ist fast immer stark mit „Schrottinformation" belastet, wie Leitungsdruck und Wirbelung, geopathischer Streß usw. (Manchmal ist sogar Abwasserinformation enthalten) so daß Dein Körper es nicht als Wasser erkennen und nicht benutzen kann.

Viele Haushalte sind leider in die Falle gegangen und haben Umkehrosmose-Geräte installiert. Diese Technologie wurde entwickelt, um aus Meerwasser Kühlwasser für Kernkraftreaktoren auf amerikanischen Kriegsschiffen zu machen. Hierbei ging es um die Notwendigkeit „leeres" Wasser zu produzieren, d.h., daß alle Mineralstoffe usw. entfernt werden, damit die Kühlwasser-leitungen im Reaktor nicht „verkalken". Dieses leere Wasser ist sehr sauer und verursacht, daß Stoffwechsel-Abfallprodukte nicht ordentlich zu den Ausscheidungsorganen abtransportiert werden können. Dies bringt eine steigende Verschlackung des Körpers mit sich, worauf er möglicherweise mit Krebs reagiert.

Hochqualitatives Trinkwasser ist für die menschliche Gesundheit unabdingbar.

Flaschenwasser ist möglicherweise ein Schritt in die richtige Richtung, vorausgesetzt man hat das Wasser sorgfältig auswählt. Alle mit Kohlensäure versetzten Wässer sind zu vermeiden. Genauso alle Wässer in Plastikflaschen, weil das Wasser dank wasserlöslicher Chemikalien in der Flasche krebserregend sein kann. Empfehlenswerte Marken sind St. Leonhards-Quelle und St. Nikolaus-Quelle.

Viel günstiger ist ein Wasser-Ionisierer. Solche Geräte entfernen nicht nur fast alle giftigen Chemikalien und Medikamentenreste, sondern lassen die nützlichen Mineralien drin und machen hochqualitatives, basisches Wasser aus normalem Leitungswasser. Die beste Maschine, welche ich kenne, heißt „Aquion", welche Du über diesen Link anschauen kannst:
www.hecrl.com/aq

Bei jeder Krebsart ist hoch basisches Wasser sehr nützlich, weil die Giftstoffe, welche die Krebsreaktion auslösen, alle sauer sind und basisches Wasser diese nicht nur neutralisiert, sondern auch die freien Radikale, die immer an der Krebsentwicklung beteiligt sind, auflöst.

Auch für allgemeine Gesundheit ist hochqualitatives Wasser unabdingbar (es schmeckt auch besser).

Schwermetallvergiftung

Dies ist ein Thema, über welches man sehr wenig hört; eigentlich viel zu wenig. Hierdurch wird der Eindruck erweckt, daß das Problem eher eine Seltenheit ist. Ist es aber nicht, sondern eine der drei größten Einnahmequellen der Pharma-Industrie.

Wie unterscheidet sich ein Schwermetall von Metallen wie Eisen, Kupfer, Natrium oder den vielen anderen metallischen Elementen, welche der menschliche Körper braucht? Aluminium ist ein Schwermetall und wie jeder weiß, ist es keinesfalls schwerer als Eisen.

Alle Schwermetalle sind für den menschlichen Körper hochgiftig und **schwer** wieder herauszubekommen! Quecksilber (ein hochgradiges Nervengift) kann sich z.B. locker 50 Jahre lang in Geweben einnisten. Die typischen Bluttests, welche die Schulmediziner machen, zeigen die Metalle nicht, weil sie nicht im Blut sind, sondern in den Geweben!

Aber, woher kommen sie?

Die häufigsten Quellen sind:

-Impfstoffe

-Amalgam-Zahnfüllungen

-Energiespar-Lampen mit der Stabform

-Krematorien

Nicht nur wird Medizin-Studenten gar nichts über die Erkennung einer Schwermetall-vergiftung erzählt, ihnen wird auch nicht erzählt, wie sie diese entfernen können. Stattdessen gibt es eine Liste „unheilbarer" Krankheiten woran „noch geforscht wird". Hier ist eine kleine Liste davon:

- ALS (Amyotrophe, laterale Sklerose) 100% Quecksilbervergiftung
- Epstein Barr 90+% Quecksilbervergiftung
- Alzheimer 86% Quecksilbervergiftung
- Multiple Sklerose 85% Quecksilbervergiftung
- Parkinson 73% Quecksilbervergiftung
- Autismus / ADHS usw. mindestens 60% Quecksilbervergiftung
- Nierenversagen

40% bis 65% Quecksilbervergiftung (keine genauen Statistiken verfügbar).

- Elektro-Hypersensitivität; unbekannt, weil keine Statistiken erhoben werden. Es ist aber ein Problem, welches häufig durch Heiler und Heilpraktiker festgestellt wurde.

Die Liste könnte noch weiter gehen, aber dann wird sie sich hauptsächlich um Krankheitsbilder drehen, welche zwar weit verbreitet, jedoch außer bei Fachleuten und Betroffenen fast unbekannt sind. Dazu kommt, daß z.B. bei ADHS, andere Gifte, wie Aluminium, eine beträchtliche Rolle spielen.

In Deutschland ist es einer staatlichen Krankenkasse per Gesetz verboten, für die Entfernung von Quecksilber zu bezahlen.

Warum?

Schaue nochmal die Liste an. Dies sind alles Krankheitsbilder, an denen sich die Pharma-industrie seit Jahrzehnten pro Patient dumm und dämlich verdient. Würde man die Schwermetalle entfernen lassen, wären Umsätze von Hunderten Millionen verschwunden.

Darum!

Was ist zu tun?

Naja, Du hast oben gesehen, was die Hauptquellen dieser Vergiftung sind - vermeide sie einfach. Amalgam- Zahnfüllungen (nach der Methodik von Dr. Mutter) entfernen und mit Kunststoff oder Keramik ersetzen lassen. Impfen komplett ablehnen (es macht sowieso nichts Nützliches). Glühbirnen wechseln und weit entfernt von Krematorien wohnen und arbeiten.

Und dann? Was ist mit den Schwermetallen, welche schon im Körper und im Gehirn sind? Wie bekommt man sie heraus?

Es gibt zwei Methoden. Die eine ist ein biochemischer Vorgang, welcher in Deutschland, genauer in NRW, entwickelt wurde. Da das Pharmakartell andauernd versucht, sie platt zu machen, kann ich den Kontakt dazu hier im Buch nicht veröffentlichen. Benutze bitte die Kontaktmöglichkeiten am Ende des Buches, um eine persönliche Beratung zu bekommen.

Die zweite Methode darf ich erwähnen, weil sie laut Gesetz gar nicht existiert! Hier handelt sich um etwas, das ich selber entwickelt habe, ursprünglich für an Schwermetallvergiftung Leidende in Ländern, wo die Zutaten für die biochemische Lösung entweder schwer zu bekommen oder verboten sind. Es handelt sich hier um eine der interessanten Eigenschaften der Quantenphysik und informationelle Strukturen. Dieses Thema haben wir in den Kapiteln über die Homöopathie schon leicht berührt.

Laut der modernen Wissenschaft gibt es keine feste oder fixierte Materie. Es gibt Energie, welche zusammengefügt wird, um „Dinge" vorübergehend zu formen und die dann wieder aufgelöst werden. Dieses „vorübergehend" bedeutet mehrmals pro Sekunde. Das, was diesen Prozeß steuert, ist Information, d.h., jedes „Ding" ist ein Vorkommnis, welches durch die Präsenz der Information stetig wiederholt wird. Es gibt eine Neigung dieser verursachenden Informationen, durch die Zeit sowohl schwächer als auch verzerrt zu werden und das „Ding", welches sie verursachen, zerfällt. Dies heißt in der Wissenschaft „Entropie".

Sollten mal die Informationen irgendwie „ausgeschaltet" werden, so hört das „Ding" das dadurch erschaffen wurde, sofort auf zu existieren.

Der trainierte menschliche Geist ist in der Lage diese Art Informationen sowohl zu kreieren als auch aufzulösen. (Auch der untrainierte Geist macht dies, aber viel chaotischer und selten zufriedenstellend.)

Auf der DVD „Clearing-Transmissionen" habe ich mehrere Videos aufgenommen. Jede ist auf ein bestimmtes Organsystem fokussiert. Jedes Video dient als „Trigger" für einen zugeordneten Prozeß, welchen ich im „Feld" gespeichert habe. Dies löst die verursachenden Informationen von Giftstoffen auf, wodurch die Materie sich sofort in freie Energie zurückwandelt. Nicht nur Schwermetalle, sondern auch viele andere Arten der Vergiftung werden „ent-existiert", wobei natürlich deren schädigende Wirkungen sofort aufhören.

Es gibt auch die DVDs mit Heilenden Transmissionen, wodurch man Organe und andere Systeme stärken und wieder aufbauen kann.

Alle sind auf dieser Website:
www.karmasingh.tv

Antibiotika

Obwohl es mehrere Versionen der Geschichte mit schmutzigen Gerätschaften im Labor von Alexander Flemming gibt, und welcher seiner Studenten zuerst bemerkt hat, wie der Penizillin-Pilz andere Pilze und Bakterien tötet, hat diese Entdeckung zu der zweitreichsten Industrie der Welt geführt (nach dem Bankenkartell).

Um die gleiche Zeit wurde auch viel mit kolloidalem Silber experimentiert und dieses hat sich auch als sehr effektiv gegen Bakterien usw. erwiesen. Damals aber war dies extrem viel teurer in der Herstellung als Penizillin und die Antibiotika, welche danach kamen. Heutzutage ist dies nicht mehr der Fall und obwohl es fast in Vergessenheit geraten ist, kann man es sogar in der eigenen Küche herstellen.

Zuerst haben die Antibiotika enorme Erfolge gehabt: Die vielen Tuberkulose- Sanatorien haben bis 1960 alle ihre Türen schließen müssen. Sehr viele Soldaten im Zweiten Weltkrieg, die sonst an infizierten Wunden gestorben wären, sind gerettet worden. Über einige Jahrzehnte wurde der Ruf der pharmazeutischen Hersteller als unfehlbare Retter der Menschheit aufgebaut. Erst in den Achtziger-jahren sind Probleme aufgetaucht.

Das Problem mit Antibiotika und Bakterien ist, daß sie nicht 100% effektiv sein dürfen (Schöpfungs-bestimmung), sonst würde eine Pilzart die ganze Welt für sich einnehmen. Jedes Bakterium muß einen Ausweg haben und dies wird erreicht, indem es seinen Genausdruck modifiziert, um Immunität gegenüber dem Gift zu erlangen und diesen an die nächste Generation weitergibt. Deswegen müssen immer neue Antibiotika entwickelt werden. Eine Weile haben die Pharma-Hersteller damit Schritt halten können, aber seit Jahren haben sie alle diese Forschungen eingestellt, weil sie der Meinung sind, daß alle die Möglichkeiten schon ausgeschöpft sind und es sich finanziell nicht lohnt, weiterzumachen.

Sie haben das Problem selbst viel schlimmer gemacht, indem sie enorme Mengen an Antibiotika als prophylaktische Maßnahme verkauft haben und dadurch Bakterien usw. viel, viel größere Gelegenheiten gegeben haben, ihre Immunität zu entwickeln. Und obwohl sie wußten, daß sie gegen Viren komplett ineffektiv sind (möglicherweise weil Viren nicht existieren, S. Seite 59), wurden tonnenweise Antibiotika dagegen verkauft.

Also, was passiert denn jetzt? Wird weiter an kolloidalem Silber geforscht und es in große Produktion gehen?

Nein. Stattdessen will das Pharmakartell kolloidales Silber weltweit verbieten lassen, weil das Patent darauf schon lange ausgelaufen ist. Und damit können sie kein Zeugs, welches ein paar Cents in der Herstellung kostet, für Hunderte von Dollars verkaufen. Lieber das Volk dazu zwingen, deren Antibiotika zu kaufen obwohl sie genau wissen, daß sie stetig ineffektiver werden. Schließlich bist Du für sie nichts anderes als Kanonenfutter!

Psychopharmaka

In Übereinstimmung mit ihrem überholten Newtonschen Konzept einer chemischen Maschine, vertritt die Pharmaindustrie die Auffassung, daß alle Probleme emotionaler, zwischenmenschlicher, intellektueller oder spiritueller Art im menschlichen Gehirn entstehen müssen. Daß dies der bewiesenen Tatsache widerspricht, interessiert sie nicht im Geringsten, denn sie haben durch Experimente an Menschen, welche heutzutage in den meisten Teilen der Welt illegal sind, entdeckt, daß sie Teile des Gehirns mit ihren giftigen Chemikalien lähmen können.

Der Patient hat Schwierigkeiten, spezifische Probleme zu bearbeiten und sie auf- und loszulösen. Anstelle der notwendigen Therapie zur Stärkung und Steigerung der Fähigkeit, Probleme aufzulösen, machen dies die Psychopharmaka durch die Vergiftung des Gehirns unmöglich. Sie machen das Problem dauerhaft und den Betroffenen zu einem lebenslangen Konsumenten ihrer Gehirntoxine.

Man kann hierin keinen Wert erkennen.

Summa Summarum

Was hat das pharmazeutische Kartell uns anzubieten?

A) Impfung - funktioniert aber nicht und durch die eingemischten Giftstoffe verursacht dies Millionen von schwerverletzten Kindern und Erwachsenen.

B) Krebshilfe - die pharmazeutische Medizin ist die Hauptursache für Krebs-Todesfälle.

C) Schwermetallvergiftung - die Menschheit vergiften, der Pharma-Profite wegen.

D) Antibiotika - stetig wirkungsloser und für die Umwelt sehr stark giftig.

E) Psychopharmaka - durch Vergiftung des Gehirns, die Fähigkeiten Probleme zu lösen ausschalten.

Brauchen wir irgend etwas davon?

Laß diesen Dinosaurier in Ruhe sterben: Hör auf, ihn zu füttern. Such Deinen Gesundheitsrat woanders

Die Zwölf Ursachen aller „Krankheiten"

<u>Wieviele Krankheiten gibt es?</u>

Wenn man allein die verschiedenen Möglichkeiten von Symptombildern betrachtet, kommt man locker auf einige Millionen! Die Schulmedizin selbst hat weit über 80.000 solcher Symptombilder als separate Krankheiten gelistet, d.h. über 80.000 verschiedene Spezialfächer. Dies stellt ein derart komplexes Bild dar, daß niemand durchblicken kann und ein Mensch ohne ärztliche Ausbildung noch hilfloser als die Ärzte dasteht. So soll es sein, denn wenn das Volk sich hilf- und machtlos fühlt, so wird es praktisch willenlos den Befehlen der Schulmediziner folgen. Dies maximiert dann die Umsätze und den Profit der pharmazeutischen Hersteller.

In „Ein Kurs in Wundern" steht Folgendes:

Alles, was sehr einfach ist, ist höchst-wahrscheinlich wahr. Alles, was sehr komplex ist, ist mit Sicherheit unwahr, weil die Komplikationen allein zum Verstecken dienen, daß gar nichts dahintersteht.

So ist es auch hier.
Du erinnerst Dich natürlich ab Seite 2, wie die Schulmedizin sich ausschließlich mit der Unterdrückung von Symptomen beschäftigt und niemals Ursachen in Betracht zieht und genau

deswegen kaum Erfolge verbuchen konnte? Es gibt hierfür einen beträchtlichen Grund - es existieren nur zwölf Ursachen! Offengelegt würde dies jedem Menschen die Möglichkeit bieten, ihre/sein eigene(r) Heiler(in) zu sein.

Diese Zwölf Ursachen sind in den folgenden Kapiteln für jedermann offengelegt. Einmal verstanden, hast Du die Macht über Deine eigene Gesundheit zurück, wo sie hingehört - in Deinen Händen!

„Um welche zwölf Krankheiten geht es dann?" werde ich oft gefragt.
Es geht um die Ursachen für alle Krankheiten, weil es nur zwölf solcher Ursachen gibt!

Vielleicht ist Deine erste Reaktion auf den Titel die Frage: „Was ist dann mit all den anderen schrecklichen Krankheiten, wie Cholera und Typhus, Dengue-Fieber, Malaria und zehntausend anderen? Die Wahrheit ist, daß diese lediglich Begleiterscheinungen des darunterliegenden Ungemachs sind.

Ganz abgesehen von den Fälschungen, welche Pasteur in seinen Memoiren beichtete, hat sowohl die Epigenetik als auch die Quantenbiophysik unwiderlegbar bewiesen, daß das Konzept der

Infektionskrankheiten über keinerlei wissenschaftliche Untermauerung verfügt. Was findet nun tatsächlich statt?

Es gibt sehr viele Lebensformen und Arten, deren Existenzzweck darin besteht, beschädigte, d.h., kranke organische Materie zu recyceln. Ihre Aufgabe ist es, diese beschädigte Materie zu finden, zu fressen, zu transformieren und dann auszuscheiden. Diese Ausscheidungen werden dann zu Nährstoffen für viele Bakterienarten, Pilze usw., welche diese weiterverarbeiten, damit sie schließlich zu Nährstoffen für die uns ernährenden Pflanzen werden.

Im Körper so gut wie jedes Menschen sind Keime aller sogenannten „Infektionskrankheiten" zu finden. Diese werden alle mühelos unter Kontrolle gehalten, es sei denn, etwas verursacht, daß das System „Mensch" beschädigt wird. Sofort wird die den Keimen zugeordnete Schwingung aktiviert, um die beschädigte Materie zu beseitigen.

In dem E-Buch „Das Grippe-Märchen" kannst Du eine detaillierte Beschreibung eines solchen Beispiels mit Vorwort von Prof. Bruce Lipton PhD. lesen und hören. Das Buch ist hier für dich: www.dasgrippemaerchen.de

Eigentlich kann man sagen, daß es nur eine Krankheit gibt, sie heißt Selbstvergiftung. Da es aber 12 gewisse Arten gibt, auf die der Mensch dies tut, ist es zwecks Klarheit sinnvoll, diese einzeln zu betrachten.

Mir wurde mitgeteilt, daß es in der Schulmedizin mehr als 80.000 verschiedene Arten von Spezialisten gibt, um diese 12 Probleme zu "bekämpfen"! Trotzdem gibt es die merkwürdigsten Umstände zu beobachten: Gebärmutterkrebs wird von einem Gynäkologen behandelt, Prostatakrebs aber von einem Urologen. Dies ist beides genau die gleiche Krankheit, d.h., allgemein ausgedrückt, sexuelle Schuldgefühle und der Verzehr von Käse. Obwohl linker und rechter Brustkrebs völlig unterschiedliche Probleme sind, werden sie vom gleichen Spezialisten behandelt usw.

Die Verwirrung entsteht, weil die Schulmedizin niemals versucht, Probleme zu beheben, sondern nur deren Auswirkungen zu unterdrücken.

Wie ein Problem sich genau ausdrückt, wird durch sehr viele Faktoren beeinflußt (Genetik, Umfeld, Wetter, Geschichte, Konstitution, Wohnumgebung usw., usw.). Betrachtet man daher nur die Auswirkungen aufgrund der verschiedenen Faktoren, scheint es sehr viele "Krankheiten" zu geben.

Dazu kommt das Problem, daß viele natürliche Entgiftungs- und Gesundungsprozesse von den Schulmedizinern für Krankheiten erklärt und unterdrückt werden.
Deswegen sterben so viele Menschen jährlich an medizinischen Behandlungen und eine Arztpraxis zu besuchen die gefährlichste Aktivität der Menschen gemacht.

Also die Grundbotschaft ist: Es ist alles viel, viel einfacher, als es in Erscheinung tritt.

Ernährung:

Die erste Art der Selbstvergiftung ist die übliche Erste-Welt-Ernährung.

Was wir zu tun haben, ist genau zu schauen, wie die Mangelernährung Deinen Körper und Deinen Geist "krank" macht.

Sehr vereinfacht ausgedrückt, nimmt Dein Körper Nährstoffe, Wasser und Sauerstoff auf, um sie in Aminosäuren und Adenosintriphosphat umzuwandeln. Dabei produziert er selbst einige Abfallprodukte z.B. Kohlendioxid, Harnstoff und Harnsäure. Wenn die Nährstoffe mangelhaft sind, kommt es natürlich vor, daß nicht nur der Körper unterernährt ist, sondern auch die körpereigenen Entgiftungssysteme. Durch die Unterernährung werden sie geschwächt und unfähig, ihre Funktionen vollständig auszuführen.

Der Körper wird dann gezwungen, etwas zu unternehmen, um die daraus entstehende tödliche Vergiftung zu verhindern. Je nach Konstitution und genetischer Struktur wird er z.B. sehr viel Wasser aufnehmen, um die Giftstoffe in niedriger Konzentration zu halten oder besondere Ausscheidungen jeglicher Art unternehmen oder die Giftstoffe an Schwachstellen lagern, um die allgemeine Vergiftung zu reduzieren. Auswirkungen des Letzteren sind zum Beispiel Arthritis, Osteoporose, Arteriosklerose, Gicht, Rheuma, Krebs, Morbus Chrom, Emphyseme usw.

Hinzu kommt, daß häufig Medikamente eingenommen werden, welche selber sehr viele Giftstoffe enthalten, was das Problem verschlimmert.

Fast alle Hautkrankheiten entstehen aus Mangelernährung. Übergewicht ist ein Ausdruck von Unterernährung, usw...

Um den nächsten Absatz allen verständlich zu machen, muß ich zwei Worte definieren. Diese sind aus der chinesischen Sprache entnommen und, obwohl einigermaßen im Westen bekannt, oft falsch verstanden. Diese Worte sind „Yin" und „Yang".
Diese zwei Worte beschreiben Bewegungen: Yin bewegt sich nach außen, ist zerstreuend und kühlend. Yang bewegt sich nach innen, ist festigend und wärmend. Der weitverbreitete Glaube, daß diese „weiblich" und „männlich" bedeuten, ist falsch. Der weibliche Körper ist innen Yang und außen Yin. Der männliche innen Yin und außen Yang. Deswegen ziehen sie sich

gegenseitig an - wie die Nord- und Südpole von Magneten. Dies ist auch der Grund, warum Frauen schneller Hitze verlieren und kälteempfindlicher als Männer sind.

Auch entstehen viele „psychische Krankheiten" aus Mangelernährung - der üblichen Erste-Welt-Ernährung. Das ständige Schwanken zwischen extremem Yin und extremem Yang verursacht einen Zustand, in dem man geistig verwirrt und gespalten wird. Chronische Depression ist z.B. fast ausschließlich ein Ernährungsproblem, was durch Unterernährung dem Menschen die Fähigkeit raubt, Erlebnisse im Leben zu verdauen, zu verarbeiten und gehen zu lassen.

Es gibt sehr viel gute Literatur über dieses Thema. Empfehlenswert ist "Hippokrates hatte Recht" vom Biologen H. Descamps im Verlag Ost-West-Bund. In diesem Verlag gibt es auch sehr viele andere nützliche Bücher zu diesem Thema. Du kannst eine Liste vom Makrobiotik-Versand erhalten. Kontakt-details findest Du auf Seite 138.

Für den Menschen geeignete Ernährung ist ganz anders als das Essen, was Du höchstwahrscheinlich schon kennst. Es folgt eine kurze Einleitung in das Thema.

Eine Kurzeinleitung in menschlich geeignete Ernährung.

Während der letzten 100 Jahre ist die Ernährung des Menschen in der ersten Welt ständig künstlicher und den eigentlichen Bedürfnissen des menschlichen Körpers immer weniger gerecht geworden. Dies hat mehrere Probleme mit sich gebracht, z.B. konnte beim vorletzten Jahrhundertwechsel (19. ins 20. Jh.) ein Hausarzt erwarten, Krebs dreimal in seinem beruflichen Leben zu sehen. Heutzutage wäre er froh, eine Woche ohne neuen Krebsfall zu erleben. Dies ist längst nicht alles: Mindestens 40% des Gesundheits-Budgets der BRD ist direkt der Mangelernährung zuzuschreiben! Rund 50% der Menschen, die in psychiatrischen Anstalten als "geistig behindert" eingesperrt sind, leiden eigentlich nur an Unterernährung, welche so extrem ist, daß die normale Gehirnfunktion ausgeschlossen ist.
Ihre Beiträge zur Krankenkasse würden EUR 100,- weniger betragen, ernährten sich alle Menschen gesund!

Trotz der riesigen Mengen, welche viele Deutsche essen, sind fast alle unterernährt! Wie kann dies sein? Bei gesunder Ernährung kommt es nicht darauf an, wieviel man ißt, sondern was man ißt. Die normale Ernährungsweise der ersten Welt ist sowohl extrem mangelhaft, als auch zum Teil in ihrer Wirkung auf den menschlichen Körper vergiftend.

Hippokrates wird als "Vater der modernen Medizin" gelobt. Die Schulmedizin aber ignoriert zum größten Teil seine Lehre und bricht fast alle seine Regeln.

Hippokrates erste Regel ist: „Wenn jemand krank ist, schau Dir zuerst seine Ernährung an." Sein Spruch "Egal, was der Vater Deiner Krankheit ist, Deine Ernährung ist die Mutter" wird ignoriert. Sowohl in diesem als auch im 20. Jahrhundert wird in der schulmedizinischen Ausbildung Ernährung meist nicht einmal erwähnt!

Eine gesunde Ernährung kann auf nichts Anderem basieren, als dem ausschließlichen Verzehr von Lebensmitteln, auf welche die Verdauungs- und Stoffwechselsysteme des Körpers eingestellt sind. Dies ist von Art zu Art unterschiedlich. Es gibt zum Beispiel Mottenarten, die nur die Blätter von Eichen verdauen können, sonst nichts. Löwen, z.B. haben einen sehr kurzen Darm, um die Reststoffe vom Fleischfressen auszuscheiden, bevor sie verfaulen. Der menschliche Körper hat hingegen einen sehr langen Darm, der auf die Verdauung von Getreide eingestellt ist. Für einen Menschen bedeutet Fleisch zu essen eine Blutvergiftung durch verfaulte Reststoffe, die wegen des langen Getreideesser-Darms nicht früh genug ausgeschieden werden können. Dies zeigt sich sehr deutlich in der "deutschen Krankheit" Kreislaufstörung.

Das Studium und die Erkenntnis, auf welche Lebensmittel ein Körper eingestellt ist und die Planung einer dazu passenden Ernährung, heißt Makrobiotik. Das Wort Makrobiotik kommt auch von Hippokrates: So alt ist das Wissen schon! Durch die Verbreitung der Fabrikernährung ist dieses Wissen fast ausgestorben, aber durch die Arbeit von Michio und Aveline Kushi und Georges Ohsawa ist es seit den Sechzigerjahren allmählich zurückgebracht worden.

In Prinzip ist Makrobiotik, sprich menschlich geeignete Ernährung, ganz leicht:
50 - 60% Getreide (ganz, nicht gemahlen, geschält oder gebacken),
30% Gemüse,
5% Suppen und
5% Nüsse, Pilze, Kräuter, Obst usw.
Im Nachfolgenden werden drei Dinge aufgeführt.

Einmal, was unbedingt weggelassen werden muß, was hinzuzufügen ist und zum Schluß ein besonderes Rezept.

Wegzulassen sind:

Kuhmilch und Milchprodukte, z.B. Käse, Butter, Sahne, Joghurt Quark, usw.

Denn ab dem 3. Lebensjahr werden die Enzyme zum Milchverdauen nicht mehr produziert, d.h., es kann keine Milchart mehr verdaut werden.

Kuhmilch und Menschenmilch haben nur Eines gemeinsam: das Wort Milch! Es gibt keine weitere Gemeinsamkeit.

Kuhmilch wird erzeugt, um ein Kalb zu ernähren. Ein Kalb und ein Menschenkind haben ganz unterschiedliche Ernährungsbedürfnisse: Ein Kalb braucht schnell Muskelgewebe, um mit der Herde laufen zu können. Das Gehirn eines Kalbes ist bei der Geburt fast vollkommen ausgebildet, und deshalb enthält Kuhmilch Enzyme, welche die Gehirnentwicklung stark einschränken. Ein Baby braucht genau das Gegenteil.

Der Körper eines erwachsenen Menschen ist im Idealfall schlank, schnell und vom Aufnahmevermögen her scharfsinnig. Im Vergleich dazu ist der Körper einer Kuh auf langsames und träges Verhalten angelegt und von dicklicher Konstitution. Die Kuhmilch erzeugt in unserem Körper einen kuhähnlichen Zustand.

Die unverdaulichen Reste von Kuhmilch werden, je nach Konstitution, an verschiedenen Stellen im Körper gelagert mit krankmachenden Wirkungen.

Kuhmilch und ihre Produkte sind für rund 60% aller gynäkologischen Probleme, 40% aller Lungen- und Darmprobleme, 50% aller Hautprobleme, viele Augenprobleme, Diabetes usw. verantwortlich.

Fleisch, besonders rotes Fleisch. Stark abzuraten ist von Rind- und Schweinefleisch, weil:
Wie schon in der Einleitung erwähnt, sind unsere Därme einfach zu lang, um Fleisch risikolos zu essen.
Fleisch ist ein "Notfallessen", wovon unser Körper einiges entschlüsseln kann, aber auf Dauer sehr dadurch strapaziert wird. Die unverdaulichen Reste verfaulen im Darm und verursachen mehrere Probleme mit dem Blutbild, der Darmschleimhaut, dem Lymphsystem usw.

Die biochemische Struktur vom Schwein ähnelt so sehr unserem Körper, daß die Schweinshormone direkte Auswirkungen auf uns haben können. In seinem Verhalten kann der Mensch "schweineähnlich" und im klaren Denken behindert werden.

Eine 12-jährige Studie der British Medical Association (die Britische Ärztekammer) hat gezeigt, daß Menschen, die Fleisch essen, eine 40% höhere Chance haben, Krebs aufzubauen, als Vegetarier.

Zucker (inklusive Rohzucker), Honig und Agavendicksaft:

Sie werden nicht verdaut, sondern sie fangen bereits im Mund an, direkt ins Blut überzugehen. Dadurch wird eine enorme Steigerung des Blutzuckerspiegels verursacht und um diesen zu senken, wird die Bauchspeicheldrüse zu einer starken Insulinausschüttung gezwungen. Die enorme Zuckerkonzentration im Blut erfordert eine direkt proportionale Ausschüttung an Insulin, wodurch der Zucker derart rasch abgebaut wird, daß der Blutzuckerspiegel unter den Normbereich fällt und es zu einer Unterzuckerung kommt. Dadurch wird die Leber gezwungen, ATP (Adenosintriphosphat, die Energieträgersubstanz, womit der Körper Zucker einlagert) in Glucose umzuwandeln, um die Unterzuckerung zu korrigieren. Diese ständigen Schwankungen des Blutzuckerspiegels sind allgemein für den Körper und besonders für Leber und Bauchspeicheldrüse außerordentlich strapazierend.

Durch die Störung der gesunden Leberfunktion wird der Körper entmineralisiert.

Als Zucker erstmals in Europa verfügbar wurde, war er nur in Apotheken käuflich zu erwerben, weil er als gefährliche Droge eingestuft war. Dies ist er immer noch und verursacht u.a. künstliche Hilflosigkeitsgefühle, welche einen sowohl leichter manipulierbar machen als auch chronische Depression auslösen können.

Rohzucker und Opium und deren raffinierte Produkte weißer Zucker und Heroin sind sehr, sehr ähnlich. Beide sind in ihrer Form und Funktion natürliche Pestizide und werden von den Pflanzen hergestellt, um Blattläuse usw. abzutöten. Beide haben sehr ähnliche Wirkungen auf den menschlichen Geist und Körper.

Schon in der Gebärmutter fangen wir an, Toleranz für das Rohzucker-Pestizid aufzubauen.
Gibst Du jemandem, der nie die Gelegenheit hatte, eine Toleranz hierfür aufzubauen, einen Teelöffel weißen Zuckers, so sind die Auswirkungen von denen einer gespritzten, starken Dosis Heroin nicht zu unterscheiden.
Künstliche Süßmittel:

Sie wirken genau wie Zucker - Bei einigen wird die Hirnfunktion gestört und die Intelligenz reduziert.

Schokolade:
Sie weist all die Nachteile von Zucker und Milch auf, plus dem Betäubungsmittel Kakao.
Sie verursacht Darmentzündung, Trägheit, Verstopfung und kann in extremen Fällen zur Fehldiagnose "geistig behindert" und Alzheimer führen.

Weißmehl und Weißmehlprodukte:
Es können ähnliche Probleme wie bei Zucker und Milch auftreten, plus Darmträgheit usw. Dazu hat der moderne Weizen eine für Menschen unglückliche Genstruktur, welche viele Probleme verursachen kann. Dinkel, Kamut, Pur-Pur, Roggen und Gerste sind geeignete Getreide für Dein Brot.

Die "Nachtschattengewächse":
Kartoffeln, Tomaten, Paprika, Aubergine, Erdnüsse und Peperoni:
Sie alle sind so schwierig zu verdauen, daß der Körper dabei mehr Energie verbraucht, als er davon gewinnen kann.
Die Nachtschattengewächse ernähren deshalb den Körper nicht, sondern erschöpfen ihn lediglich.

Sie enthalten alle giftige Substanzen (z.B. sind Kartoffeln nah verwandt mit Belladonna), wovor sich der menschliche Körper oft versucht, selbst zu schützen, indem er viel Wasser einlagert, um die Giftstoffe in niedriger Konzentration zu halten.

Hefe:
Sehr viel Deutsche haben Probleme mit Hefe. Die Belastungen sind sehr unterschiedlich und bilden eine ziemlich lange Liste von Verhaltensstörungen bis zu Hautkrankheiten, Unfruchtbarkeit usw. Alle Produkte, welche Hefe enthalten, sind zu vermeiden.

Südfrüchte:
Sie unterkühlen den Körper und machen Schwierigkeiten mit den Nieren, der Ausdauer und dem Kreislauf.

Optimal wäre es, wenn alle die o.g. Dinge sofort weggelassen werden könnten. Da aber unser Körper oft nach diesen Giftstoffen süchtig ist, kann es Schwierigkeiten, besonders mit Zucker und Rindfleisch, geben. Wenn Fleisch sein muß, dann das im Allgemeinen weniger schädliche ist Geflügel, aber bitte nur freilaufendes: Käfiggeflügel ist voll mit Streßhormonen und anderen Giftstoffen von der künstlichen

Ernährungsweise.

Wenn man die Umwandlung zur Makrobiotik (d.h. die für den Menschen geeignete Ernährung) über 18 Monate schafft, ist dies normalerweise in Ordnung. Bei bestimmten Krankheitsbildern, z.B. bei Krebs, ist eine schnellere Änderung erforderlich.

In geringen Mengen eßbar:

Fisch - nur Weißfisch.
Obst - höchstens 2% der gesamten Ernährung bei Erwachsenen, mehr bei Kindern.
Brot - höchstens 5 Scheiben die Woche und nur Sauerteig, nie mit Hefe.
Salz - nur Meersalz oder Himalayasalz, kein Steinsalz bzw. Kochsalz.

Alle Lebensmittel (außer frisches Gemüse) und die empfohlenen Bücher können hier bestellt werden:
Makrobiotik-Versand
Beselerstr. 41,
22607 Hamburg
Tel: 040-89963743, Fax 89963745
www.makrobiotik.com

Empfehlenswerte Bücher:

Makrobiotik für Einsteiger. Knaur Ratgeber

Verlag.
„Der makrobiotische Weg". Michio Kushi
„Das makrobiotische Gesundheitsbuch". Steve Acuff. Goldmann Verlag.
„Leitfaden der Makrobiotik". Ost-West Bund.
Verschiedene Handbücher von Klaus Schubring beim Makrobiotik-Versand.

Fortgeschrittene Texte:
„Das große Buch der makrobiotischen Küche". Aveline Kushi. Ost-West-Bund Verlag
„Hippokrates hatte Recht". H. Descamps. Ost-West-Bund Verlag

Besondere Zutaten:

Meeresalgen - Wakame, Kombu, Nori, um Mineralmangel zu korrigieren und innere Entzündungen zu reduzieren.
Shiitakepilze, um die Entgiftung von Kuhmilchresten zu beschleunigen.
Umeboshi-Aprikosen, um den Stoffwechsel auszugleichen.
Genmai- (Reis) oder Mugi- (Gerste) Miso, am besten nicht pasteurisiert.

Zum Trinken:

Als Stimulans ist Sencha zu empfehlen. Wasser

nicht kochen, sondern nur auf ca. 80 Grad erwärmen, dann den Tee übergießen und bis zu 2 Minuten ziehen lassen. Dann den Tee entfernen.

Bancha mit kochendem Wasser übergießen und bis zu 5 Minuten im Wasser lassen.

Kukicha im Wasser kochen und 10 Minuten köcheln. Enthält wichtige Mineralstoffe, an denen es im deutschen Grundwasser mangelt.

Yannoh Getreidekaffee: 2 - 3 Minuten köcheln.

Was der menschliche Körper braucht:

Grundsätzlich braucht unser Körper 50% bis 60% Getreide (ganz, nicht gemahlen, geschält oder gebacken), 30% Gemüse, 5% Suppen und 5% Nüsse, Pilze, Kräuter usw.. Ein Siebtel der gesamten Ernährung sollte Eiweiß in Form von Hülsenfrüchten oder Tofu sein.

Reis ist das allerbeste Getreide, wovon es viele verschiedene Arten gibt. Am besten wird Reis im Schnellkochtopf gekocht, mit zwei- bis zweieinhalb Mal soviel Wasser wie Reis, plus eine kleine Prise Meersalz. Die Kochdauer ist etwas von der Reisart abhängig: Basmati hat einen langen, weichen Kern und braucht nur ca. 20 Minuten. Süßreis hingegen ist sehr fest und rund und braucht 40 Minuten. Es ist auch eine

Geschmacksfrage, je mehr Wasser und je länger gekocht wird, desto weicher.

Roggen ist sehr gut, um den Darm zu stärken, er ist aber sehr fest und muß erst über Nacht eingeweicht werden, bevor man ihn kochen kann.

Gerste, Grünkern und eingeweichter Roggen können gut entweder allein oder mit Reis gemischt gekocht werden.

Die weichen Getreide, Hafer, Hirse, Quinoa, Amaranth usw. werden natürlich nicht unter Druck gekocht.

Alle frischen Gemüse der Saison, die in unserer Klimazone gezüchtet werden, **außer** den Nachtschattengewächsen, wie Fenchel (Betäubungsmittel), Spinat und Spargel, sind für uns geeignet. Die Blätter von Karotten, Pastinaken, Rote Beete, Kohlrabi und von vielen anderen Gemüsen sind nicht nur nahrhaft sondern auch ganz lecker.

Frühstücksvorschlag

Der menschliche Körper sollte den Tag mit flüssiger Nahrung beginnen. Ein Getreidebrei ist dafür geeignet. Ein gesunder sieht so aus:

Getreideflocken nach Wahl in heißem Wasser aufquellen lassen. Dazu gehackte Walnüsse oder Haselnüsse und das Ganze mit Sauerkraut süßen. (Ja, wenn man Sauerkraut verdünnt, IST es süß!)

Iß nie Getreide und Obst zusammen: Das Verdauungssystem reagiert auf das Obst und ignoriert das Getreide. Obst sollte mindestens 30 Minuten vor oder nach anderen Mahlzeiten gegessen werden.

Miso-Suppe

Eignet sich optimal zum Frühstück, besonders zusammen mit einem Getreidebrei.

Gemüse nach Wahl mit ein oder zwei Shiitake-Pilzen pro Person und einem 4 cm langen Stück Wakame oder Kombu in sehr viel Wasser kochen, bis es gar ist. Fülle etwas von dem Wasser in ein Glas oder eine Tasse und löse einen Teelöffel Miso pro Person darin auf. Wieder in die Suppe hineingeben, kurz aufkochen und vom Herd nehmen, fertig. Nimm dazu ein Blatt Nori, ziehe es kurz durch eine Flamme oder über die Herdplatte, bis es dunkelgrün wird. Entweder so knabbern oder in die Suppe hineinbröseln.

Was kocht sonst noch?

Die nächste übliche Art sich selbst zu vergiften, ist teilweise eine Variation vom Vorherigen. Sie ist aber in sich selbst ein Problem, weil dadurch sehr schwer belastende Auswirkungen entstehen, die nur wenigen Menschen überhaupt bekannt sind. Dies soll uns nun logischerweise zum nächsten Thema führen.

Wie bereitest Du Dein Essen vor?

Der Mensch hat einen gewissen Bedarf an Rohkost, vielleicht fünf Prozent der gesamten Ernährung. Hier möchte ich nebensächlich erwähnen, daß, obwohl Rohkost zeitweise als "die natürliche Ernährung" propagiert wurde, der Mensch sein Essen schon sehr lange vorkocht und dadurch seine körperlichen Fähigkeiten, Ungekochtes zu verdauen, atrophiert (verkümmert) sind. Der Mensch kocht schon seit drei bis fünf Millionen Jahren wenigstens teilweise sein Essen (je nachdem, welchem Archäologen Du glauben möchtest). Dies ist mehr als genügend Zeit, um körperliche Änderungen zu erzeugen und genetisch weiterzugeben. Unser Blinddarm existierte ursprünglich, um Zellulose aufzuspalten, damit wir an die Nährstoffe in den Pflanzenzellen herankommen. Er ist komplett atrophiert und völlig nutzlos, weil wir schon so lange unser Gemüse kochen, um die Zellulose zu aufzuschließen.

Wenn man versucht, sich von den Auswirkungen des Fleischverzehrs zu entlasten, so kann Rohkost für eine gewisse Zeit nützlich sein, um die giftigen Salze auszuleiten. Nachdem dies geschehen ist (nach maximal 2 Jahren), fängt der Körper an, bei einer vollständigen Rohkost-Ernährung zu entmineralisieren, mit beträcht-lichen Gesundheitsnachteilen.

+++++++

Mit was erwärmst Du Dein Essen? Mit Energie natürlich.
Kannst Du nachvollziehen, daß die Qualität der Energie direkte Auswirkungen auf die Qualität der "Lebensmittel" hat, welche Du verzehren möchtest? Ich hoffe es sehr, weil es nämlich stimmt!

Du könntest z.B. dein Essen auf radioaktives Uran heizen aber würdest Du es dann essen wollen?

Die Qualität der Energie eines Holzfeuers ist eine, welche das Wohlbefinden der Menschen sehr unterstützt. Jeder fühlt dies. Diese Qualität wird auf die Nahrung, die darauf gekocht wird, übertragen. Es schmeckt besser, oder? Für viele von uns ist diese Möglichkeit nicht verfügbar. Aber es gibt ja Gas. Die Gasflamme ist auch eine Art "organisches" Feuer und ein sehr vernünftiger "zweitbester" Ersatz für Holz. Auch wenn es keine Gasleitung in Deiner Küche gibt, kannst Du problemlos einen Gasherd mit Flaschengas besorgen. So koche ich selber seit vielen Jahren. Fast alle Gasherde, welche in den letzten 15 Jahren hergestellt wurden, können innerhalb von Minuten von Stadt- auf Flaschengas umgerüstet werden.

Jetzt zu den "vergiftenden" Arten zu kochen:

In Deutschland ist das übliche Kochgerät der Elektroherd. Diese Hitze wird erzeugt, indem der elektrische Strom in einen Zustand höchsten Chaos gebracht wird. Sicher kannst Du nachvollziehen, daß dies auf das Lebensmittel übertragen wird. Durchschnittlich werden 40% des Nährwerts auf einem E-Herd vernichtet. Manche für den Menschen wichtigen Bestandteile werden so vollständig auseinandergerissen, daß sie in ihrer nützlichen Form nicht mehr vorhanden sind.

Das Zweitschlimmste, was Du Dir selbst und Deinen Nachbarn antun kannst, ist ein Mikrowellenherd.

Dies ist ursprünglich eine deutsche Erfindung von 1942/43 mit dem Ziel, heißes Essen für die Truppen zu ermöglichen, u.a. um in Rußland ohne den Transport von Sprit für Feldküchen auszukommen. Nachdem die Forscher massive Gesundheitsschäden bei den Soldaten festgestellt hatten, wurde das Projekt eingestellt.

Nach dem Krieg haben sowohl die Amerikaner als auch die Russen an dieser Technologie weiter geforscht.

Was genau die Russen versucht haben, ist mir nicht bekannt. Aber nachdem sie die gleichen beträchtlichen Gesundheitsschäden festgestellt hatten, sind seit 1957 Mikrowellenöfen in der gesamten alten UDSSR strengstens verboten.

Eine Ausnahme war natürlich der KGB, welcher in der Zeit des "kalten Krieges" die amerikanische Botschaft in Moskau mit Mikrowellen bestrahlte, was mit Erfolg Krankheiten beim amerikanischen Personal verursachte.

Ein Mikrowellenofen hat durch seine Strahlungen gesundheitsschädigende Auswirkungen in einem Umkreis von 500 Metern. Unsere Geschwister im

Osten genießen daher Schutz vor dieser Strahlung durch dieses Verbot.

Die Amerikaner hingegen haben versucht, aus dieser wohlbekannten, krankmachenden Wirkung eine Todesstrahlen-Waffe zu entwickeln. Da es ihnen nicht gelungen ist, haben sie stattdessen beschlossen, Geld damit zu machen, Mikrowellenherde zu produzieren und zu verkaufen und über die Nachteile schweigen. Meine persönliche Einschätzung ist, daß mindestens zwei Millionen Menschen in den letzten 40 Jahren durch Mikrowellenherde getötet worden sind. Es könnte leicht das Zehnfache dieser Zahl sein. Niemand weiß das so genau, da die Forschung zu diesem Thema absichtlich unterdrückt wird.

Es gibt hierzu eine bekannte Untersuchung mit Tieren:
Die Tiere durften alles nach Belieben Fressen und Saufen, unter der Voraussetzung, daß es für 12 Sekunden in der Mikrowelle war. Ohne Ausnahme starben alle Tiere binnen 14 Tagen. Ihre Körper waren sehr dick und trotzdem zeigte die Obduktion als Todesursache an, daß die Tiere verhungert waren.

Noch schlimmer ist die etwas neuere Erfindung der „Induktionsöfen und -herde". Diese beinhalten nicht nur um ein Vielfaches mehr all jene Nachteile der Mikrowellenherde, sondern machen dazu auch Frauen unfruchtbar und Männer impotent. Eine wirklich teuflische Erfindung!

Für Deine Gesundheit reicht es nicht, nur Deinen Wohnraum von diesen üblen Geräten zu befreien. Da sie solch ein starkes und großes Abstrahlungsfeld haben, müssen für Dein Wohl auch alle Deine Nachbarn das Gleiche tun.

Eine Heilaufgabe für Alle!

Strahlungen

Anstatt hier alles über Elektrosmog zu wiederholen, möchte ich Euch vorweg auf www.stopelektrosmog.de verweisen.

Von radioaktiven Strahlungen ist fast alles unwahr, was Dir darüber erzählt wurde. Radioaktivität wird z.B. nicht bloß so, sondern in Wellen ausgestrahlt. D.h. die Gefahrzonen, in denen viele Krebsfälle auftauchen, liegen in Bereichen, wo die Wellen die Erde berühren. Wo sie in der Luft sind, sieht es anders aus.

Diese Vergiftungsart ist sehr neu und mit Ausnahme von Kakerlaken hat kein Lebewesen auf dieser Erde die Zeit gehabt, hierfür eine Toleranz in seinem Erbgut zu entwickeln und weiterzugeben. Manche Menschen sind davon scheinbar nicht betroffen. Manche werden dadurch sehr krank (es gibt schon viele Todesfälle) und manche empfinden es als unangenehm aber erträglich. Genauso, wie es keinen Standard-menschen gibt, gibt es auch keine Standard-reaktion oder -toleranz im Bezug auf Elektrosmog.

Eigentlich ist dieses Problem völlig unnötig, aber leider ein Ausdruck der Ungeduld. Am Anfang des letzten Jahrhunderts gab es die Wahl zwischen "Edison-" oder "Tesla-" Technologie. Die Edison-Technologie ist vielleicht leichter herzustellen, aber die Tesla-Technologie benutzt keinen Sprit und wenn sie richtig eingestellt ist, hat sie keine Abstrahlungen.

Wenn auch Handysignale über Schwerkraft- statt Mikrowellen gesendet würden, so gäbe es auch kein Problem aus dieser Quelle.

Es wird noch eine Weile dauern, bis der Mensch seine ganze Technologie umgerüstet hat. Vorweg müßten auch Widerstände in der Politik und wirtschaftliche Sonderinteressen aufgehoben werden. Vorübergehend müssen wir daher Lösungen anwenden, welche die Auswirkungen der Abstrahlungen besänftigen und ihre Quellen so ordnet, daß die Strahlungen nicht mehr schädlich für das Protoplasma sind.

Ich kenne nur eine solche Lösung: Die Harmony-Technologie. Mehr Details:
www.hsurl.com/hs

Chemische Vergiftung:

Diese hat viele Formen. Die wohl bekanntesten sind Abgase von Autos inkl. des sogenannten Feinstaubs, Luftverschmutzung von der Industrie und die Verseuchung des Wassers. Solche Dinge sind natürlich nicht zu ignorieren, aber weit entfernt von den größten Giftstoffquellen, denen der Mensch ausgesetzt ist.

Pestizide, künstliche Wachstumshormone, Medikamentenreste und Konservierungsstoffe sind in viel größerer Menge vorhanden und es ist schwierig, ihnen zu entkommen. Fast alle sog. Lebensmittel, welche Du in einem Supermarkt kaufen kannst, sind mit vielen dieser Mittel verseucht.

Pestizide und Konservierungsstoffe sind andere Wörter für Gift! Fast alle sind für Menschen genauso giftig wie für die Insekten oder Pilze etc., welche sie abtöten sollen. Es ist eine Frage der Menge und der relativen Proportionen. Manche davon kann der menschliche Körper ziemlich gut wieder ausscheiden. Manche aber nicht. Diese werden abgelagert bis die Toleranz des Körpers überschritten wird und dann als Resultat eine schwere Krankheit, wie z.B. Krebs, ausbricht.

Das vielleicht bekannteste Pestizid ist Zucker - ein natürliches Pestizid, welches von der Zuckerpflanze selbst entwickelt wurde, um Blattläuse usw. zu töten.

Zucker wird von der Lebensmittelindustrie geliebt. Erstens, weil es so viele Insekten, Pilzarten, Schimmel usw. tötet und dadurch die Lager-fähigkeit der Waren erhöht. Zweitens, weil Zucker der effektivste der zugelassenen Giftstoffe ist und damit auch der billigste. Und Drittens, weil die übermäßige Süße des Zuckers den eigentlichen Geschmack der Waren überdeckt.
Zucker aber wirkt genauso auf den Menschen, wie er auf die angepeilten Schädlinge wirkt. Alles wird entzündet und hört auf zu funktionieren. Bei Blattläusen platzen die inneren Organe und das Insekt stirbt. Die Wirkung sieht ziemlich genauso aus wie die des sog. "Ebola-Virus", nur geschieht dies beim Menschen etwas langsamer.

Ein sehr ähnliches natürliches Pestizid ist Opium. In der Wirkungsweise auf den Menschen gibt es zwischen Zucker und Heroin kaum Unterschiede. Es ist lediglich eine Frage der Toleranz. Wenn Du von Geburt an täglich Heroin bekommen hättest, so hättest Du eine hohe Toleranz dafür entwickelt. Dies kann deswegen aber niemals als gesund bezeichnet werden.

Warum das Eine verboten ist und das Andere frei verkauft wird, liegt nicht an den Gedanken oder der Forschung über die Gesundheit der Menschen, sondern allein daran, daß es den Zuckerherstellern gelungen ist, Freunde in der Politik zu erkaufen und zu erhalten und den Heroin-Herstellern eher weniger.

Viele Gemüse und Früchte nehmen viele der Pestizide (Gifte) auf, mit denen sie besprüht wurden und Du ißt sie dann. Dies kann sowohl zu kurzfristigen als auch zu Langzeitbeschwerden führen. Meine Tochter Rebecca z.B. mag Erdbeeren (ich auch). Wenn sie welche aus dem Supermarkt ißt (diese sind gespritzt), hat sie binnen 4 Stunden einen juckenden Hautausschlag in den Kniekehlen. Ungespritzte Erdbeeren hingegen kann sie ohne Beschwerden essen.

Die Kunstdünger, durch die so viel Gemüse und Obst groß und rund wird, sind eigentlich Giftstoffe, welche eine Einlagerung von überflüssigem Wasser verursachen, und die Ernte im Vergleich mit Bio-Obst und Gemüse geschmacklos ist. Diese Wirkungen der Kunstdünger breiten sich dann weiter in Deinem Körper aus.

Wie Du bemerkst, ist es scheinbar schwierig, vom Thema Ernährung wegzukommen, aber sie ist viel, viel wichtiger als die meisten Menschen glauben.

Versuche es so zu betrachten: Wenn Du den Benzintank Deines Autos oder den Dieseltank Deines LKWs mit Paraffin auffüllen würdest, weil dies billig und leicht erhältlich ist, würdest Du erwarten, daß die Fahrzeuge funktionieren?

Warum machst Du dann das Gleiche mit Deinem Körper?

Jetzt verlassen wir diesen Themenblock, in dem viel im Außen zu "korrigieren" ist.

Emotionen

Hier besteht die Notwendigkeit, den Unterschied zwischen echten und ausgedachten Gefühlen und Emotionen klarzumachen. Eines von diesen Dreien ist Dir nützlich, die anderen Beiden eher hinderlich.

Die letzten 1200 bis 1600 Jahre hindurch wurde es gut trainiert, Gefühle jeglicher Art zu unterdrücken und zu ignorieren. Es gibt zwei sehr gute Gründe hierfür: Echte Gefühle gehören zum alten Göttin-Wissen und dies ist und war das Greuel des verstandesorientierten Patriarchats der Kirche. Denn, wenn Du auf Deine echten Gefühle hörst, so ist es kaum möglich, Dich zu manipulieren. Dies widersprach der Machtgier der Kirche. Wenn wir aber auch Emotionen unterdrücken, führt dies zu Verwirrung, was den Machtgierigen hilft. Deswegen hat "die Kirche" unserer Gesellschaft beigebracht, daß "Gefühle und insbesondere echte Gefühle Teufelswerk sind und abgelehnt werden müssen."

Es ist sinnvoll, diese drei verschiedenen Energien anzuschauen und sie in ihren Attributen, ihrer Natur und ihren Wirkungen zu begreifen, damit wir sie künftig richtig anwenden können.
Zuerst zu den hindernden Energien:

Die niedrigsten, im Sinne der Grobheit ihrer Schwingungen, sind die Emotionen. Emotionen kann man als die Rechtfertigungen für Angst gut definieren. Sie sind auch nicht wirklich unsere eigenen Gefühle, sondern jene, die uns von anderen aufgezwungen wurden! „Schuld" ist das klassische Beispiel hierfür. Schuld ist etwas, das niemals natürlich in uns oder durch uns entstehen kann. Schuld kann nur von außen kommen. Schuld ist der Kern aller "schwarzmagischen" Techniken, welche einzig und allein den Zweck verfolgen, andere Menschen zu deren Nachteil zu manipulieren, um eine Struktur der Macht oder der Habgier zu erschaffen und aufrecht-zuerhalten.

Schau Dich mal um. Wer sind die Prediger Deiner Schuld? In erster Linie ist es die Kirche, welche dadurch ein 1000-jähriges Reich für sich erbaut hat. Daß diese Macht während der letzten 100 Jahre langsam zusammenbricht und weiter zerbröckeln wird, ist ein erfreuliches Zeichen des Erwach(s)ens der Menschen zu dem, was sie wirklich sind. Es ist die Aufgabe der letzten beiden Päpste, die Macht der Katholischen Kirche durch die Intensivierung der inneren Konflikte und Widersprüche der Kirche endgültig zu zerbrechen. Also bitte kritisiere sie nicht, sondern lobe sie dafür. Dieser Schritt ist für die Befreiung sehr vieler Menschen erforderlich.

Weiterhin gibt es die Banken, welche Dir genauso die "Schuld" zuweisen, daß Du nicht reich bist! Wer finanziert die Banken? Die Menschen, die weniger Geld haben als sie brauchen. Wer wird durch die Vorteile begünstigt? Die Menschen, die mehr Geld haben als sie brauchen.

Auch der Staat benutzt dieses System. Menschen, die weniger zum Leben haben als sie benötigen, werden dafür bestraft. Mit großer Publikumswirksamkeit wird "diesen miserablen Parasiten" absichtlich weniger zum Leben in unserer Gesellschaft gegeben, als für sie notwendig ist, damit sie ihre "Schuld" fühlen können.

Allmählich, aber s o o o l a n g s a a a a m, dämmert es dem Einen oder Anderen, daß es vielleicht nicht ganz so sinnvoll ist, Milliarden auszugeben, um Millionen in Armut zu halten.

Unter dem Vorwand der "Straßen-Sicherheit" und der Behauptung, daß eine höhere als die "erlaubte" Geschwindigkeit Unfälle verursacht, finanziert sich der deutsche Staat einen prächtigen Anteil seiner verschwenderischen Handlungen.

Dies ist Diebstahl: Für diese Behauptung gibt es nicht die kleinste Spur von Beweis. Hingegen zeigen tatsächlich durchgeführte Untersuchungen, daß die Geschwindigkeit keine Relevanz hat. Es ist jedem denkenden Mensch völlig klar, daß wenn zwei Objekte auf Kollisionskurs sind, ihre relative Geschwindigkeit keinen Einfluß darauf hat. Anders ausgedrückt, kann keine noch so hohe Geschwindigkeit einen Kollisionskurs verursachen. Was der Staat im Sinne von Straßensicherheit durch seine Schuldzuweisung verursacht, als Rechtfertigung für die Strafverfolgung der Autofahrer, insbesondere auf den Autobahnen, ist eine Atmosphäre von Angst und Unsicherheit, welche möglicherweise als die Ursache einer sehr hohen prozentualen Anteils aller Unfälle gesehen werden kann. **Es ist nicht auszuschließen, daß der deutsche Staat eine hohe Zahl aller Straßenunfälle selbst so verursacht.**

Letztlich funktioniert der ganze Staatsapparat so, daß Du bei Vorfällen erst einmal schuldig bist, es sei denn, Du kannst mit reichlich abgestempelten Belegen "beweisen", daß Du die Wahrheit sagst. Warum? Damit Du Dich "schuldig" fühlst und leichter zu manipulieren bist, d.h., dem Staat gehorsam bist.

Die Stellen im Körper, welche mit Schuldgefühlen in Resonanz stehen, sind für gegenwärtige Schuldzuweisungen das Zwerchfell und für alte Schuld der Gebärmutterhals und die Prostata. Diese „Schuldlager" sind zu bereinigen, indem Du in der Mitte des Zwerchfells eine weiß-goldene Flamme wie eine Kerzenflamme visualisierst und im Gebärmutterhals bzw. der Prostata eine weintraubengroße Kugel weiß-goldenes Feuer wie eine kleine Sonne. Jeweils mindestens 15 Minuten täglich anwenden. Diese Übungen werden auf Dauer die Schuldgefühle löschen.

Vergiß auch nicht, daß Schuld auch durch Beschuldigung entsteht, was die Quelle von Wut und Traurigkeit ist, die wiederum zum Elend führt.

Angst selbst ist das Einzige, was der Mensch erleben kann, das gar keine Existenz hat! Angst ist lediglich ein Loch in Deiner eigenen Energie-struktur, in dem sich nichts befindet und in das nichts außer Dir selbst eindringen kann.
Angst hat daher keine Ursache, sondern lediglich Rechtfertigungen. Der Schlüsselstein in der Rechtfertigungsmauer ist Schuld! In diesem Sinne kann man auch behaupten, daß Angst etwas ist, was dem Menschen in seiner wahren Natur völlig fremd ist. Es ist tatsächlich so, daß sie, genau wie

die Schuld, eine Erfindung ist, um Dich von Deiner Kraft und Klarheit fernzuhalten, d.h., manipulierbar zu machen. Was also ist das Gegenmittel gegen Angst?

Zuerst scheint diese Frage ein Widerspruch in sich zu sein: Wie kann etwas, das es gar nicht gibt, ein Gegenmittel haben?

Das Gegenmittel gegen Illusionen ist die Realität, oder? Also ist das Gegenmittel gegen Angst die Antwort auf die Frage "Wer bin ich wirklich?". Für den Anfang schlage ich Dir die Übung auf Seite 163 vor.

Also, kommen wir jetzt zu den ausgedachten Gefühlen.

Diese sind auch hinderlich, weil es sie in der Wirklichkeit nicht gibt. Diese "Gefühle" sind dadurch gekennzeichnet, daß sie nie für Dich noch in Dir sind, sondern sie immer von jemand anderem handeln. Also, als Beispiel: "Ich fühle, daß Du mich nicht magst". Hier ist eigentlich die Behauptung ausgedrückt, daß ich weiß, was Deine Gefühle sind. Anders ausgedrückt: "Ich beschuldige Dich für das, von dem ich meine, daß Du es fühlst". Siehst Du? In diesem Beispiel wird eine grundlose Erwartung, welche eigentlich aus alten unbearbeiteten Ablehnungsschmerzen hervorgeht, als Anschuldigung ausgedrückt.

Diese führt dann nur zu einer Wiederholung der unbearbeiteten Ablehnungsschmerzen, weil Du es so bestimmst, indem Du behauptest, wissen zu können, was Dein Gegenüber fühlt.

Diese Darstellung könnte für etwas Verwirrung sorgen, weil ja doch die Möglichkeit besteht, daß Du selbst die Gefühle Anderer direkt wahrnimmst. Kommen also die Gefühle von Dir oder Deinem Gegenüber? In der Regel sieht es so aus:

Haben diese Gefühle etwas mit <u>Deiner</u> Angst zu tun, so sind sie Deine eigenen ausgedachten Gefühle, womit Du Dein Gegenüber für Deine alten Schmerzen zu beschuldigen versuchst. Solche Gefühle sind schwer, klebrig und dunkel.

Haben diese Gefühle mit Freiheit und Frieden zu tun, so sind sie möglicherweise echte Gefühle (s. unten). Auch das Wahrnehmen des Gefühls, daß mein Gegenüber mich nicht mag, kann in Freiheit real wahrgenommen werden. Dadurch entsteht die Möglichkeit, ihm bzw. ihr gegenüber eine Opferhaltung zu vermeiden.

Hier ist eine sehr wichtige Übung für Dich:

Untersuche täglich alle Deine Gefühle für die Leute um Dich herum, insbesondere für Deine

Familie. Was ist Deine innere Reaktion zu diesem Gefühl? Ist Deine Reaktion eine Art Krampf oder düster oder in Dich eingezogen, so ist das Gefühl ausgedacht und zu beheben (s. unten). Ist Deine Reaktion eine Ausdehnung, Leichtigkeit oder hell (Dein Herz belebend), so ist es echt. Es kann sein, daß Du die Übung mehrmals machen mußt, bevor Du Klarheit darin erlangst. Die tägliche Übung ist sehr, sehr wichtig, da sie Dich darin schult, Deine Gefühle sofort zu überprüfen, bevor Du danach handelst. Dadurch wird Dein Leben ständig leichter.

Echte Gefühle sind Kommunikationen Deiner Seele, d.h. Deinem echten Selbst! Diese sind mehr als Gold und Diamanten wert, weil sie Dich immer zur Wahrheit führen. Oft werden sie auch "Intuition" oder "Ahnung" genannt. Sie geben Dir nützliche Auskunft, welche Du sonst nicht hättest.

Du kannst hier noch eine weitere Prüfung der Realität vornehmen. Bringe das Gefühl, die erhaltene Auskunft, in Dein Herz. Entsteht ein Widerstand oder Krampf, ist es nicht echt, sondern entweder ausgedacht oder eine Fremdstörung. Entsteht ein Gefühl von Wärme und Leichtigkeit, welches Dir Deinen Weg nach vorne klar sichtbar macht, so ist es echt.

Manche Menschen haben das Problem "Stimmen zu hören". Dies ist fast immer eine Art inneres Gefühlsverbot, welches verursacht, daß sowohl ausgedachte als auch echte Gefühle nach außen projiziert und dann als "Stimmen" wahrgenommen werden. Dieser Zustand kann dazu führen, daß "erdgebundene Seelen" Zugang zu Dir bekommen und Dich mit Auskünften bombardieren. Ob diese Auskunft wahr ist oder nicht, hat keine sehr große Wichtigkeit, da sie Dir fast nie nützlich ist. Der gleiche Test, der „echte Gefühlstest", wird Dir schnell zeigen, woher die "Stimmen" wirklich kommen.

Hier eine Warnung: Psychopharmaka, z.B. Ritalin etc., etc. haben den Effekt, daß sie Teile aller drei menschlichen Gehirne „ausschalten". Dies macht es unmöglich, emotionale Traumata zu verarbeiten und aufzulösen. Dies kann leicht dazu führen, daß diese alten Verletzungen nach außen projiziert werden und als die „Stimme des Teufels" gehört werden. Die meisten Massen-Todesschützen in Nordamerika haben zeitweise diese Medikamente eingenommen. Die Mehrheit der überlebenden Täter hat sich genau über diesen Effekt beklagt.

Alle Gefühle, welche den "Echtheitstest" nicht bestehen, können nicht nur ohne Nachteile ignoriert werden, sondern Du wirst tatsächlich dafür belohnt, daß Du sie ignorierst!

Wie ignorierst Du sie? In dem Du Deine vollständige Aufmerksamkeit den echten Gefühlen schenkst und nichts für die ausgedachten Gefühle und Emotionen übrig läßt.

Bemerke bitte, daß Ignorieren und Unterdrücken nicht das gleiche sind. Ignorieren (im Sinne dieser Lektion) bringt Freiheit. Unterdrücken bringt Krankheit. Um etwas zu ignorieren, schenkst Du der Sache, oder hier dem Gefühl, keine Beachtung. Um etwas zu unterdrücken, führst Du Krieg dagegen.

Übe, zu unterscheiden und konsequent so zu handeln.

Ein Werkzeug, das Dir sehr stark dabei helfen kann, ist das Harmony Kopfhörer-Set, welches Du hier finden kannst: www.hsurl.com/ks

Mangelnde Bewegung:

Der menschliche Körper verläßt sich in vielen seiner Systemfunktionen auf physische Bewegung, um notwendige Prozesse durchzuführen. Das Blut und die Lymphe z.B. werden nicht von den Füßen und Unterschenkeln durch inneren Druck hochgepumpt, sondern durch die Muskel-bewegung der Beine. Der Darm bewegt seinen Inhalt nicht allein durch seine Peristaltik, sondern auch durch die Bewegung der Bauchmuskeln.

Durch mangelnde Bewegung wird der innere Körper (die Organe) zu heiß und der äußere (die Muskeln und Haut) zu kalt. Dies führt dann zu Stoffwechselstörungen, aus denen eine Menge anderer Leiden entstehen können.

Versteifung und Einschränkung des Körpers in seiner Beweglichkeit führt auch direkt zu Versteifung der Gedanken und Schwierigkeiten, mit dem Leben umzugehen und Lösungen zu erarbeiten.

Gezielte Bewegungsarten statt willkürlicher Bewegung sind auch von Nutzen. Kinder bewegen sich spontan und wild nach ihrem Gefühl. Erwachsene haben "gelernt", sich einzuschränken und da wieder herauszufinden, ist nicht ganz so problemlos. Wenn Du Dich 20 Jahre und mehr kaum bewegt hast, so kann z.B. ein plötzlicher Einstieg in Jazztanz zu Körperverletzungen führen.

Die optimale Bewegungsart ist auch abhängig vom Geschlecht. Z.B. ist Jogging eine Geradeaus-Bewegung und seiner Natur nach eher männlich und für die weibliche Form nicht so geeignet. Viele Frauen, welche dies als Sportart zu extrem betreiben, sind unfruchtbar und manche menstruieren auch nicht, weil die Bewegung zu männlich ist und ihren Körper dadurch zwingt, männlich zu werden. Für die weibliche Form sind runde, kreisende Bewegungen passend. Aus diesem Grunde beschweren sich viele Frauen, daß ihre Männer nie mit tanzen gehen. Die Bewegungsart ist für ihn ungeeignet und er hat deswegen keine Lust dazu!

Man sollte aber all dies im Gleichgewicht halten. Es ist nicht falsch, wenn eine Frau ein bißchen läuft und es hat auch bisher keinen Mann getötet, ein wenig zu tanzen ☺

Aus dem Orient kommen zwei weltbekannte Bewegungsarten, welche für beide Geschlechter geeignet sind, da sie das Gleichgewicht zwischen der Geradeaus-Bewegung und den runden Bewegungen halten. Nicht nur der Körper wird durch die vielen Bewegungen, welche normalerweise im alltäglichen Leben nicht stattfinden, flexibler, sondern dies trifft auch auf die Gedanken zu, welche auch klarer und schneller werden. Diese Bewegungsarten sind Hatha Yoga (oft auf Yoga gekürzt, obwohl dies das Wort dann bedeutungslos macht) und Chi Quong (oder Qigong – es gibt viele Variationen der Schreibweise)

Morgens und abends für 15 Minuten Übungen dieser beiden Kategorien auszuführen, macht enorm viel aus.

Körperliche Beweglichkeit und Gesundheit sind in keiner Weise von geistiger und emotioneller Gesundheit zu trennen.

__Maya__

Dieses Wort bedeutet in seiner bestmöglichen Übersetzung "Illusionen". Dies trifft aber die Bedeutung nicht so genau. Maya ist der Schleier der Wahrnehmungsprojektionen, welcher Deinen Blick auf die echte Welt entstellt.

Die Kindheit hindurch "lernen" wir die Weltanschauung Anderer kennen und werden normalerweise gezwungen, sie zu unserer eigenen zu machen. Da dies selten etwas mit der Wirklichkeit zu tun hat, entsteht natürlich daraus die "Notwendigkeit", die Weltanschauung zu verteidigen. "Sie haben einen falschen Glauben und müssen dafür bestraft/vernichtet werden." Daraus entstehen fast alle Kriege, Sklaverei und sehr, sehr viele andere Leidensarten.

Es gibt weder richtigen noch falschen Glauben. Alle sind lediglich genau das: Dein Glaube. Mancher ist funktionstüchtig, d.h., er bringt Dich dorthin, wo Du sein möchtest und manch anderer Glaube nicht. Das Dümmste, was Du machen kannst, aber was häufig getan wird, ist Andere für die Auswirkungen Deines nicht funktionstüchtigen Glaubens zu beschuldigen. Dadurch stellst Du nicht nur sicher, daß Du nie dort hinkommst, wo Du sein willst, sondern auch, daß

Du Dir selbst große Hindernisse aufbaust, indem Du Dich auf Krieg mit anderen einläßt.

Ablehnung, z.B. ist eine Manifestation Deines Glaubens (Erwartung), daß Du abgelehnt wirst. Aus Deinem Glauben heraus verhältst Du Dich automatisch auf die Art und Weise, um Ablehnung Deiner Person bei Anderen hervorzurufen. Funktioniert prima und das auch jedes Mal.

Magst Du nicht auch ab und zu was anderes probieren? Erwarte Zuwendung, d.h., fülle Dein Selbst mit dem Gefühl von Geborgenheit auf und Du wirst Dich dann automatisch so verhalten, daß Zuwendung von anderen zu dir kommt. Funktioniert genauso gut. Der einzige Unterschied ist die Art, welche Du wählst, um die Welt wahrzunehmen. Wie Du sie wahrnimmst, so erlebst Du sie.

Es gibt auch eine Transmission um Geborgenheit aufzuschließen. Dies findest Du auf DVD 3 der Heilenden Transmissionen hier erhältlich:
www.karmasingh.tv/web/de/dvd-angebote.html

Es gibt auch eine Liste empfehlenswerter Bücher. Suche Dir je nach deinem Denkstil die passendste aus:

Sehr Intellekt-orientierte Menschen:
"Ein Kurs in Wundern". Jesus. Gruethof Verlag.

Intellekt-Orientierte mit Sinn für Humor:
"Gespräche mit Gott" Bände 1 bis 3. Neale Donald
Walsch. Goldmann Arkana Verlag.

Mystisch Orientierte:
Die "Kryon" Bücher. "Das Zeitenende" und "Denke
nicht wie ein Mensch". Kryon. Heyne Verlag.

Romantisch Orientierte:
"Die Prophezeiungen von Celestine" (2 Bände)
James Redfield.

Du willst lediglich ankommen:
„Die Anatomie des Glücks"
Karma Singh. Hesper Verlag

Beschuldigen

Klarer ausgedrückt: Be-schuldigen, d.h., andere schuldig zu machen.

Was macht dies mit <u>Dir</u>?
Schau mal Deine Energie an, wenn Du dabei bist, jemanden zu beschuldigen. Du machst Dich klein, hart und unzugänglich. D.h., Du machst Dich selbst für die Energie, welche Du brauchst, nämlich glücklich und gesund zu sein, unerreichbar. Ist Dir das irgendwie nützlich? Mußt Du selber wissen. Erfahrungsgemäß ist die Antwort nein und niemals. Also, warum tun?

Als die Priesterschaft mit der Ausübung ihrer neuen Erfindung "Schuld" begann, war jeder gezwungen, diese Belastung wieder loszuwerden. Natürlich konnte man sie niemals an die "Heiligen" zurückgeben, sonst würde einem seine "Eintrittskarte in den Himmel" entzogen. Also was tun? Gib sie weiter an Deine Nachbarn, Kinder, Frau, Mann, Diener, Dienerin, Angestellte, Hund, Schwein, usw., usw.! Wunderbar. Einmal dem Priester zuhören, und schon bist Du im Streit mit Allem. Dann brauchst Du den Priester wieder, um zu beurteilen wer "Recht" hat, d.h., wer schuldiger als der andere ist. Das ist eine geniale Marketingstrategie: Bringe alle Deine Kunden in

Streit miteinander und dann zwinge sie, nochmal zu dir zu kommen, um zu hören, welcher von ihnen schuld an Deinen Manipulationen ist. Kein Wunder, daß das Geschäft so lange gelaufen ist. Die irrsinnige, amerikanische Rechtsstreiterei, welche sich in andere Länder verbreitet hat, beruht auf der gleichen, gut bewahrten Strategie: Streit verursachen und kassieren, um zu "beurteilen", welches Opfer "schuld" daran ist.

Halte bitte einen Moment inne. Was hast Du von diesem Spiel? Irgend etwas Nützliches?
Wenn ja, bitte schreib mich mit Details sofort an.

Jetzt aber ist es an der Zeit, Schluß damit zu machen.

Diese ganze Strategie beruht allein auf dem Konzept, daß Du etwas verlierst, bzw. verloren hast. "Jemand hat es Dir weggenommen!" Du fühlst, daß Dir etwas fehlt und versuchst, es zurückzuholen. Dieses Gefühl ist aber kein echtes Gefühl, keine Kommunikation in der Wahrheit, sondern ein ausgedachtes Gefühl. Ausgedachte Gefühle haben mit der Realität nichts zu tun, haben aber eine Wirkung. Die Wirkung ist genau diese:
<u>Durch Dein Erzeugen des Gefühls, etwas verloren zu haben, das Du von anderen zurückholen "mußt", erschaffst Du den Mangel,</u>

mit dem Du Deine Beschuldigung Anderer zu rechtfertigen versuchst!

Ich wiederhole dies noch mal, um Dir beim Verständnis zu helfen, daß die Realität tatsächlich 180° andersherum ist, als sie Dir beigebracht wurde. Der Mangel, an dem Du glaubst zu leiden und es Dir beigebracht wurde, dafür andere zu be-schuldigen, existiert erst in dem Augenblick, in dem Du an die Beschuldigung denkst! Um die Beschuldigung zu rechtfertigen, erschaffst **DU SELBST** Dein eigenes Mangel-Leid!

Beschuldigung kostet Dich den Mangel dessen, was Du haben willst!

Willst Du dies noch weiter?

Wenn Ja, bitte dieses Buch in den Papiercontainer werfen. Dein Fall ist z.Z. hoffnungslos. ☺

Falls nicht, dann kannst Du dies mit etwas Aufmerksamkeit und Beharrlichkeit ändern.

Und dadurch aufhören, Mangel für Dich selbst zu bestimmen!!!

Wenn Dir scheinbar etwas weggenommen wird - was ist tatsächlich passiert? Es ist eine Frage der Wahrnehmung, d.h., wie Du entscheidest, es wahrzunehmen. Als kleines Hilfsmittel füge ich

174

den Hinweis hinzu: "Mangel ist ein realitätsfremdes Konzept".

Bitte das Nachfolgende mit großer Aufmerksamkeit lesen und dies auch gern ein paar Male. Wenn sich etwas von Dir wegbewegt, gibt es zwei mögliche Ursachen:

1) Du bist mit dem Gegenstand oder der Person/Tier für diesen Augenblick fertig.
2) Durch Beschuldigungsdenken, u.a. auch die Erwartung, dafür beschuldigt zu werden, daß Du Dir überhaupt das Erlebnis des Mangels geschaffen hast, um Dein Beschuldigungsdenken zu recht-fertigen.

So oder so ist die korrekte Handlung, es vom Herzen her gehen zu lassen.

Als Hilfsmittel wird Dir das Loslassen-Mantrum von www.diemantraapotheke.de sehr nützlich sein.

Was dann passiert, ist immer etwas Wunderschönes:
Im ersten Fall schaffst Du einen freien Platz, damit etwas Besseres zu Dir kommen kann. Dies ist keine Platitüde, sondern ein konkretes Beispiel

des Wirkens von Wundern. Die Einleitung dafür findest Du hier: www.dieanatomiedesgluecks.de

Im zweiten Fall hörst Du auf, Deine Verlustangst durch Beschuldigungsdenken zu rechtfertigen und das was Deins ist, bekommt Deine Erlaubnis, zu Dir zurückzukehren.

Wenn Dir scheinbar etwas weggenommen wurde, was ist dann tatsächlich passiert? Du mußt, **mußt**, **MUßT** verstehen, daß dies nur als Ausdruck Deiner Überzeugungen über Dich selbst geschehen kann. Auch wie Du das Ereignis wahrnimmst, ist ein Ausdruck Deiner Überzeugungen über Dich selbst.

Hier möchte ich etwas anmerken, das allgemein bekannt ist, aber fast überall als Unsinn abgelehnt wird. Nachdem ich einige Zeit mit der Rehabilitierung von Verbrechern gearbeitet hatte (bis ich entdeckte, daß die Rehabilitation das Letzte war, was die damalig vorherrschenden Mächte wollten und alles Mögliche taten, um unsere Bemühungen zu vereiteln), wurde ich auf dieses Phänomen aufmerksam. Diebe würden auf die Frage "Warum hast du das getan?" fast immer antworten: "Er / Sie hat danach gebeten." Obwohl die Forschung im Allgemeinen als unsinnige

Entschuldigung abgetan wurde, enthüllte sie etwas sehr Überraschendes. In der Tat so überraschend, daß es mit Nachdruck gedeckelt wurde.

Aufgrund von chronischer Unterernährung, in der Regel kombiniert mit Quecksilbervergiftung aus Amalgam-Zahnfüllungen und "Impfungen", hat der Dieb eine sehr interessante Erfahrung, wenn jemand sich Sorgen darüber macht, etwas zu verlieren oder zu glauben, daß er es aus irgendeinem Grund nicht haben sollte. Für den Dieb wird diese Verlust-Erwartung als eine Aufforderung empfunden, wirklich als ein Zwang, diese Verlusterwartung zu erfüllen, indem er das Sorgenvolle wegnimmt. Als ich dies erkannte und feststellte, daß Gefangene, welche irrationaler Gewalt ausgesetzt waren, auch chronisch extrem unterernährt waren, empfahl ich die Einführung von Makrobiotik im Gefängnis. Die Antwort aus Regierungskreisen war, daß Gefangene bewußt unterernährt werden, um sie fügsam zu halten! So viel zu Rehabilitation.

Die Quintessenz ist folgendes: Wenn Du Dir Sorgen darüber machst, daß Dir etwas weggenommen wird, ist es im Informationsstrom tatsächlich eine Bitte, es Dir wegzunehmen. Manche Leute "hören" dies als eine Bitte und

führen Deinen Wunsch aus, das Fehlen dieses Dinges zu erfahren und so Dein Verlangen zu erfüllen. So zeichnet sich richtiges Handeln dadurch aus, nicht dem Dieb die Schuld zu geben, sondern fragend zu betrachten, warum Du glaubst, daß Du das Gestohlene nicht haben solltest. Es gibt dafür eine Lösung in meinem Newsletter-Archiv 2014 mit dem Titel "Löschen der Sorgengewohnheit" vom 9. Mai 2014.
www.hecrl.com/ard2014

Das diesjährige Archiv findet man unter:
www.hecrl.com/ard2018

Eine andere Möglichkeit ist, daß das Festhalten an diesem Ding Dich tatsächlich krank macht!
Dein "Wert" hat nichts damit zu tun, wie viele "Dinge" Du besitzt. Besitz als solches ist ein großer Kräftezehrer, weil er auf dem Glauben beruht, daß Dein Überleben von ihm abhängt. Dies wiederum basiert auf der Überzeugung, daß das von Dir verwendete Geld sowohl wertvoll als auch wesentlich ist, obwohl es keines von beiden ist, sondern ein Mittel, mit welchem die Bankiers den durch Deine Arbeit geschaffenen Wert stehlen - es hat keinen anderen Zweck! (Echtes Geld sieht ganz anders aus und funktioniert auf eine völlig andere Weise.)

Wenn etwas in Deinen Besitz kommt, geschieht dies normalerweise, weil Du es gebrauchen kannst. Sobald diese Nutzung vorbei ist, wird es eine Belastung für Dich und muß an wen auch immer weitergegeben werden. Dies ist ein wesentlicher Bestandteil der natürlichen Recycling-Systeme unseres Planeten, bei denen verschiedene Arten von Organismen Material auf unterschiedliche Weise verwenden, um es ständig zu transformieren, bevor es weitergegeben wird. Hältst Du Dich an etwas fest, dessen Zeit mit Dir vorüber ist, wird es in Deinen Händen verfaulen. Im modernen amerikanischen Sprachgebrauch: "Wenn Du Deine Scheiße nicht losläßt, wird Dein Arsch explodieren."

Dies mag bei eßbaren Dingen offensichtlich erscheinen, gilt jedoch auch für alles andere. An was auch immer Du nach seiner Nützlichkeit für Dich festhältst, wird Dich vergiften. Denke also über Deinen Keller, Deine Garage und den Dachboden nach, wo Du all die Dinge aufbewahrst, welche für Dich nicht mehr von Nutzen sind. Beobachte Deine Gedanken über sie. Erscheint es Dir nicht als eine Last, an die Du lieber nicht denken würdest? Die Wahrheit ist, daß Du immer an sie denkst, obwohl Du es meistens nicht mitbekommst. Es sind nur einige dieser Gedanken, die zu schnell im Kopf herumschwirren, um Deine Aufmerksamkeit zu erregen. Dennoch weiß Deine Systempräsenz-Energie, daß diese "Dinge" noch da sind. Was bewirkt das?

An etwas festzuhalten, für das Du keine weitere Verwendung mehr hast, verhindert einfach, daß Dich die neuen Dinge, welche Du gebrauchen und nutzen kannst, erreichen können! Der Platz in Deinem Leben, wo sie hingehören, ist schon besetzt und so müssen sie warten! Je länger Du dies betreibst und je nutzloser die Dinge (für Dich), welche Du angehäuft hast, desto weniger können Dich nützliche Dinge erreichen und allmählich wird Dich die Last unnützer Dinge so steif machen, daß das Leben selbst zur Last für Dich wird.

Also, sortiere aus, was Du nicht brauchst und gib es entweder weiter oder wirf es weg. Du wirst eine große Erleichterung Deines Geistes erfahren und Dinge, welche darauf gewartet haben, daß ihr Platz frei wird, beginnen in Deinem Leben anzukommen.

Mantra ist eine präzise Wissenschaft, die nichts mit irgendeiner Religion zu tun hat. Sie basiert auf dem beobachteten Phänomen, daß bestimmte Töne, bestimmte Klänge und Musikstücke direkte

Auswirkungen auf Deine Gedanken, Deine Gefühle, Deinen Körper und den Raum um Dich herum haben können. Es gibt ein Mantrum (Mantrum ist die Einzelform des Wortes, Mantra der Mehzahl), welches das Gefühl des Loslassens (von dem, was nutzlos ist) erzeugt, d.h., es hilft Dir, es von dem zu trennen, was Dir noch dient. Du findest es in der Mantra Apotheke www.mantra-apotheke.de als „Loslassen" - Mantrum.

Um sehr viel mehr über die Prinzipien und Praktiken dieses Themas zu erfahren, lies dieses Buch:
www.dieanatomiedesgluecks.de

Dies ist eine detaillierte und praktische Anleitung, um Dein Leben so zu gestalten, wie Du es wirklich willst. Wenn Du durch Deine eigenen Erfahrungen entdeckst, daß die Welt tatsächlich auf eine ganz andere Weise funktioniert, als die alte herrschende Elite Dich glauben lassen mag, wirst Du automatisch Dein Leben mit den Menschen und Dingen bereichern, die Du wirklich willst. Schuldzuweisungen werden genau das Gegenteil bewirken! Konstante Beschuldigung kann sogar dazu führen, daß Dein Körper Krebs entwickelt, um damit fertig zu werden.

Schuldzuweisungen können Dich wirklich umbringen, haben aber keinen Einfluß auf die Person (en), welche Du beschuldigen willst!

Auf der anderen Seite kann das Loslassen von dem, was nicht Dir gehört, und das Verwenden der Methoden in "Die Anatomie des Glücks", um zu manifestieren, was immer Du willst, nur zum Glück führen.

Einfacher als in einem Job zu arbeiten, den Du haßt, oder?

Angst

Also, was ist Angst genau?

Leider kann man sie nicht genau definieren, da jeder Mensch eine unterschiedliche Wahrnehmung davon hat. D.h., Angst hat keine objektive, sondern allein eine subjektive Bedeutung.

Mir ist natürlich bekannt, daß viele Psychologen usw. versucht haben, Angst intellektuell zu definieren. Dies ist aber keinesfalls hilfreich, da (außer in dem Sinn, daß Angst ein ausgedachtes Gefühl ist) Angst keine intellektuelle Tätigkeit ist.

Angst ist das, was wir meinen zu fühlen, wenn wir denken, daß wir keine ausreichende Kraft haben, das zu erreichen, was wir haben wollen. Andersherum gesagt, wir verbieten uns selber ausreichende Kraft zu entfalten, um unser Ziel zu erreichen. Daraus bauen wir dann das Urteil "der Gegner ist kräftiger als ich", um dadurch dieses Erlebnis, das wir dann Angst nennen, zu erfahren.

Beispiele dazu sind "ich habe zu wenig Geld, um bis zum Monatsende zu kommen" oder "ich werde überfallen und vergewaltigt" usw. Mit solchen Gedanken suchen wir die Umstände aus, welche die Angst rechtfertigen würden. Im ersten Fall vermeiden wir Einnahmemöglichkeiten und suchen zusätzliche Ausgabemöglichkeiten. Im zweiten Fall gehen wir dorthin, wo solche "Täter" zu finden sind.

Warum?

Es gibt mehrere Gründe. Es hat alles mit unserer Entdeckungsreise zu tun - „wer wir wirklich sind". Durch solche Ereignisse erfahren wir sowohl, wie kräftig unsere Gedanken sind, indem wir alle möglichen Erlebnisse erschaffen können und auch, daß es egal ist, wie "das Spiel" ausgeht - wir überleben es immer und dies auch völlig unverletzt. Jeder von uns hat z.B. mehrere Gewalttode bestimmt und erlebt und dann erfahren, daß wir unversehrt weiterleben.

Angst ist daher unsere persönliche Erwartung in Bezug auf das, was passieren könnte, als Auswirkung unseres Bestimmens, uns selber unzureichende Kraft zu gönnen bzw. uns unsere eigentliche Kraft zu verbieten. Es ist ein Spiel und auch genau der Grund, warum wir Achterbahnen so lieben. Wir entscheiden, daß wir nicht die Fähigkeit haben zu fliegen, damit wir das Fallen erleben dürfen, und stellen uns alles vor, was passieren könnte, wenn die Gleise nicht wieder nach oben führten. So ist Angst ein Spielchen mit Kraft. Es geht auch andersherum.

Wenn Du Dir ausreichend Kraft erlaubst, so gehen auch alle Deine "positiven" Bestimmungen in Erfüllung. Anders ist es nicht möglich. Du mußt Dich lediglich entscheiden.

Es gibt keinerlei Unterschied zwischen etwas "Positivem" und etwas "Negativem". Die beiden Worte bezeichnen nur unsere Urteile über das Erlebnis und haben mit dem Erlebnis selber nichts zu tun.

Mit dem Urteil "negativ" verbinden wir das Gefühl Wut. Mit "positiv" das Gefühl Zugang.

Hier ist der Trick! Das Gefühl ist nicht die Auswirkung des Urteils über das Erlebnis, sondern es ist der Auslöser des Urteils, durch das wir das Erlebnis bestimmen.

Das einzige "Problem" ist die Neigung, in dem auslösenden Gefühl hängen zu bleiben und immer wieder die dazu gehörende Art der Erlebnisse zu bestimmen. Wenn wir in Dankbarkeit fest verankert sind, haben wir nur das Problem, daß es schwierig ist "unangenehme" Erlebnisse zu erschaffen. Wenn das beherrschende Gefühl Wut ist, sind schöne Erlebnisse ausgeschlossen. Im absoluten Sinn aber gibt es keinen Grund, zwischen diesen beiden Gefühlen zu werten. Jedes Gefühl verursacht seine bestimmte Art der Erfahrung. Mehr nicht. Es sind allein die Urteile über die Erfahrungen und nicht die Erfahrungen selber, welche "gut" oder "schlecht" sind.

Also, hier ist eine kleine Übung, um in einen neutralen Zustand zu gelangen, aus dem heraus Du dann leicht wählen kannst, in welche Richtung Du demnächst gehen willst:

Erlaube, daß von Deinem Herzen ausgehend (genau im Zentrum des Brustkorbes) eine langsame weiße Explosion nicht nur Deinen Körper, sondern auch Deine ganzen Energiefelder (bis zu 7 Meter größer als Dein Körper) mit weißer Energie auffüllt. Es kann sein, daß Du dies ein paar Male wiederholen mußt, um den neutralen Zustand zu erreichen.

Übe dies ein jeden Tag einige Male, um Deine Gefühlsgewohnheiten umzuprogrammieren.

Die Verleugnung des Ursprungs

Es handelt sich hier um die Vorstellung oder den Glauben, daß wir wesentlich weniger sind, als wir in Wirklichkeit für uns beanspruchen können und daß wir irgendwie einen Zugang zur Göttlichkeit verdienen oder erkaufen müssen. Manche versuchen, mit diesem Problem umzugehen, indem sie sich vorstellen, daß es das Göttliche nicht gibt.

Es handelt sich um Deine und meine Göttlichkeit, d.h. die Anerkennung der Wirklichkeit.

Vor sehr langer Zeit war die Aufgabe einer Priesterin bzw. Priesters, das Wissen über den Weg zur Göttlichkeit zu bewahren und an seine/ihre Schüler weiterzugeben. Auch an andere Menschen, sofern sie bereit waren, solche Dinge zu studieren.

Irgendwann um die Zeit des Beginns des Patriarchats fand ein Wandel im Handeln der Priester statt. Anstatt sich als Lehrer und Begleiter anzubieten, haben sie angefangen, sich über die Menschen zu erheben und sich als „Vermittler" für Gott darzustellen. Die Priesterinnen haben dies zum größten Teil nicht mitgemacht (schließlich war es die Zeit des Patriarchats, in dem Frauen keine Beachtung fanden oder Macht hatten).
Aus ihrer Pflicht, das „heilende Wissen" zu bewahren und allen zur Verfügung zu stellen,

wurde eine auf Geheimwissen basierende Machtstruktur aufgebaut, in welcher die Priester zu „Vermittlern" des göttlichen Willens wurden. Dem Volk wurde das Wissen entzogen und nur Auserwählte durften nach Einweihungen und Eidesschwüren Zugang zu Teilen davon erhalten.

Auch durfte „das Buch der spirituellen Lehren" nur in einer besonderen Sprache (Latein) geschrieben werden, derer nur die Priester mächtig waren. Das Buch in anderen Sprachen zu veröffentlichen, wurde mit Todesstrafe belohnt.

Dies führte zu einem Zustand, in dem jeder Mensch sich getrennt und allein gelassen fühlte, da „Gott/Göttin sie/ihn als Untertan(in) einer besonderen Priesterklasse" abgeschoben hatte. Dies ging dann weiter, als die Priester sich immer weiter als unwissend und gierig statt heilig erwiesen und daher als unfähig, um Stellvertreter für Gott zu sein. In diesem Zustand des Verlassenseins ist es logisch nachvollziehbar, wenn Menschen erklären, daß es „Gott nicht mehr gibt."

Wenn Du die Quelle Deines Ursprungs für nicht existent hältst, dann ist logischerweise Deine Existenz in jedem Augenblick ausnahmslos bedroht und angegriffen. Um zu überleben, mußt Du Dich selbst dann andauernd verteidigen und das was Dich bedroht, angreifen. Die Welt muß erobert und niedergeschlagen werden, sonst wird sie Dich, wie eine Immunreaktion auf eine Krankheit, verschlingen und vernichten.

Genauso entstand die Rechtfertigung, die Erde ausnahmslos auszubeuten und zu verachten. Hier aber liegt ein dickes Problem für Dich und andere Menschen: Dein physischer Körper und das Zuhause Deines Gemüts ist ein integraler Teil dieses Planeten. Wenn Du das planetarische System verwahrlost und vandalierst, so erzeugst Du die gleiche Wirkung auf Dich selbst bezogen.

Du BIST ein integraler Teil Deines Zuhauses - jegliche Art Angriff darauf ist ein Selbstangriff! So wie Du die Harmonie der Struktur der Erde beschädigst, beschädigst Du in gleichem Maße Dich selbst!

Wenn Du Deinen Ursprung verleugnest und das was Dich versorgt vergiftest, so bringst Du Dich selbst in Verwirrung, Verzweiflung und in eine so extreme Hungersnot, daß Du bereit bist, jegliche Art Müll in Deinen Körper hineinzustopfen, bis er völlig aufhört zu funktionieren. Der Grund dafür ist, daß Du keine klare Verbindung mehr zur Quelle Deiner Ernährung hast und nicht mehr weißt, wie wahres Essen schmeckt, noch wie heilige und heilende Handlungen aussehen.

Materialismus

Fast alles, was Du bisher darüber gehört oder gelesen hast, ist Blödsinn!

Materialismus ist weder "schlecht", noch ist er "gut", sondern es ist lediglich ein Erlebnis, das wir entweder wählen oder ablehnen.

Wie Prinz Gautama (Buddha) sagte: "Extreme führen zu Elend - Immer den mittleren Weg gehen, weil er Dich zu Glück und Frieden führt." Hierin liegt das einzige echte Problem in Bezug auf Materialismus, nämlich das Unter- und Übertreiben desselben.

Wenn Du durch Untertreibung das bloße Überleben zu Deiner Hauptbeschäftigung machst, so hast Du keine Zeit übrig, um das Leben zu genießen. Wenn Du übertreibst, so machst Du Besitz zu Deiner Hauptbeschäftigung. So oder so bleibt das Problem, daß Dein Fokus immer nach außen gerichtet ist und so kannst Du Dich selbst nicht entfalten.

Vor ein paar Jahren habe ich für jemanden etwas von Franz von Assisi gechannelt. Es ist so klärend, daß ich es aufgeschrieben und behalten habe:

Meine "Lektion" in dem, was einige als Armut bezeichnen, ist nicht, wie einige behauptet haben, daß Armut in irgendeiner Weise heilig ist; dies würde "lehren", daß Leid dem Willen Gottes entspricht und dies ist nicht so.

"Armut" ist die Freiheit vom Besitze - die Erfahrung von Vertrauen in den Willen Gottes. Nur so kann man die Fülle, die Gott uns allen gibt, sehen und empfangen. Gib alles Allen: Dies sind Deine Geschenke, welche Gott Dir gibt, damit auch Du geben kannst.

Gib Deinen Besitz auf, er ist Dein Glaube, daß Gott Dich betrügen wird.
Ausschließlich durch das Geben kannst Du Frieden erfahren und lehren und nur in vollkommenem Frieden wirst Du wissen, daß Du schon alles hast.

Meine Lektion ist nicht Armut, sondern Reichtum - viel größer, als Dein furchtsames Ego sich vorstellen kann.

Alles Heil dem Sohn Gottes.

Franz

Der ganze Bauplan des menschlichen Körpers ist auf Wachstum und Entfaltung ausgerichtet. Jedes Organ, jedes System "schreit" danach. Wenn es ihm nicht gewährt wird, so fangen die Systeme an zu verfaulen. Deswegen sterben "Arme" früh und "Reiche" oft qualvoll.

Die "Regel" heißt: "Ausreichend, für das was ich tun will." Ob dies bedeutet, neue Schuhe zu bekommen oder die Sahara zu bewässern (es geht, wenn genügend Menschen es wollen), dies bestimmt das erforderliche Maß an Materie. So herum ist es richtig. Entscheide, was Deine nächste höhere Vision von Dir selbst ist, sei sie, fühle sie und die entsprechende Menge an Materie wird Dir zugetragen.

Das bedeutet also, den Fokus nicht nach außen auf die Materie zu richten, sondern nach innen auf Deine Entfaltung und die Materie "kommt von allein".

Die Unter- oder Übertreibung von Materialismus ist lediglich ein Fokus, welcher Dich nicht hinbringen kann, wo Du hinwillst, weil er nicht im Einklang mit der göttlichen Ordnung ist.

Sei selbstorientiert und die Materie wird sich um Dich orientieren. Das Handbuch, welches die genaue Einleitung dafür bietet, heißt „Die Anatomie des Glücks" und ist hier erhältlich: www.dieanatomiedesgluecks.de

Selbstangriffe

Es gibt ganz viele Formen davon, aber alle basieren auf dem Glauben, daß Schwierigkeiten, Probleme und Leid ihre Ursachen im Außen haben und daher nur durch das Hinzufügen von etwas zu korrigieren sind, das außerhalb von Dir selbst liegt.

Das Gegenteil ist aber die Wirklichkeit: Alle Probleme, alle Schwierigkeiten und alles Leid haben ihre Quelle IN Dir. Die Lösung liegt daher nicht darin, noch etwas hinzuzufügen, sondern darin, daß das Ungeeignete, welches bereits in Dir ist, aufgelöst wird.

Das gröbste Beispiel dazu ist die Schulmedizin, d.h. die wahnsinnige Vorstellung, daß Vergiftung durch das Hinzufügen von weiteren Giftstoffen zu beheben ist.

Laß uns dieses typische Beispiel anschauen:
Du hast irgendeine Art Infektion, d.h., Dein Immunsystem ist durch irgend etwas gestört und in seiner Wirkung eingeschränkt.

Das menschliche Immunsystem ist vollständig fähig, alle Arten von Infektionen abzuwehren.

Falls dem nicht so sei, wäre der Mensch schon längst ausgestorben.

Die Medizin schaut niemals darauf, warum Dein Immunsystem geschwächt, noch wie es zu befreien ist, sondern denkt allein an Angriffe, d.h., wie die Schulmedizin an Deiner Stelle die Bakterien und Ähnliches abtöten kann. Manchmal schafft sie dies auch, aber die Nebenwirkungen sind heftig. Einmal Antibiotika zu nehmen wird Deine Darmflora sehr schwer beschädigen. Es kann sechs Monate dauern, bevor Dein Darm wieder normal funktionieren wird, wenn überhaupt.

Die vielen verschiedenen Möglichkeiten, die Auswirkungen eines Problems anzugreifen, statt die Ursachen zu beheben, werden alle äußerst unangenehme "Nebenwirkungen" haben.

Die häufigste Art des Selbstangriffs aber ist einer, welcher durch kulturelle Prägung berechtigt zu sein scheint.

Wenn etwas anders gelaufen ist als erhofft, ist die erste Reaktion, zu versuchen, irgend jemandem die Schuld dafür zu geben. Wie dies zustande kam, kannst Du im Kapitel „Ein Volksrecht auf Recht" im Buch „Der Weg zur Freiheit" lesen: www.der-weg-zur-freiheit.de

Was hierdurch völlig unter den Tisch fällt, ist, daß diese Vorgehensweise keinerlei Art Lösung anbietet. Beschuldigen, statt an einer Lösung zu arbeiten, stellt nur sicher, daß das Problem bestehen bleibt. Bleibt ein Problem auf diese Weise bestehen, so wird es sich immer aufs Neue wiederholen. Wenn die unangenehmen Auswirkungen des ungelösten Problems neu erlebt werden (wollen), so „müssen" wir immer neue „Schuldige" finden.

Heutzutage sind die Eigentümer des Bankenkartells die Hauptanwender dieser Methode, um die gesamte Menschheit in Irrtum und Streit zu führen. In der Tat ist dies die einzige Art und Weise, in der sie ihre Weltdominanz und das Ausbeutungssystem aufrechterhalten können. Die Lehre von Julius Cäsar, „Teile und Herrsche", haben sie in allen Schichten der Gesellschaft so fest eingebettet, daß kaum einer auf die Idee kommt, zu schauen, ob Beschuldigungen irgend jemandem einen Nutzen bringen. In der Tat ist die Antwort natürlich „Nein", aber die Frage wurde und wird viel zu selten gestellt.

Diese gelernte und gut geübte Methode Streit, Krieg und Verwahrlosung zu verursachen, ist solch ein integraler Teil unseres Alltags, daß wir nicht auf die Idee kommen, zu fragen, ob sie uns wirklich nutzt. Stattdessen sehen wir, wie Albert Einstein es so prägnant beschrieb: „Dummheit ist, die gleiche Handlung immer wieder zu wiederholen und dabei zu hoffen, daß die Auswirkungen andere werden."

Im Gegensatz hierzu steht die Lehre in „Ein Kurs in Wundern" (Greuthof-Verlag).

> *„Der erste Schritt auf der Straße zum Himmel ist die Erkenntnis dessen, daß alles, was Du erlebst, alles, was Du erlebt hast und alles, was Du erleben wirst, Du und nur Du allein bestimmt hast."*

Mit anderen Worten, wenn Du das Lenkrad Deines Lebens nach links drehst, ist weder der Reifenhersteller noch der Maurer für die unangenehme Begegnung zwischen Dir und dem Mauerwerk verantwortlich!

Also, das nächste Mal, wenn Du in die Gewohnheit der Beschuldigung rutschst, ziehe die Bremse und frage Dich, ob es Dir wirklich etwas Nützliches bringen wird.

Eine weitere Nachwirkung aus dem Mittelalter ist die wahrgenommene "Normalität", daß es Herrscher und Regierte geben sollte.

Obwohl es einige bemerkenswerte Ausnahmen gibt, gab es nie genug von ihnen, um wirklich etwas zu bewirken, und die überwältigende Mehrheit derjenigen, die danach streben, Herrscher zu werden, ist zu ihrem eigenen Vorteil dabei. Dies hat es dem Bankenkartell sehr leicht gemacht, eine große Anzahl solcher Leute zu kaufen und Marionetten-"Regierungen" auf der ganzen Welt zu bilden. Obwohl dieses System bröckelt und namhafte Führer wie Vladimir Putin und (nach seinen Worten und Taten in den ersten 16 Monaten im Amt) Donald Trump sich sehr um die Menschen unter ihnen kümmern, sind sie immer noch eine winzige Minderheit.

Viel typischer sind die Rothschilds, die Clintons, die Ayatollahs und Mullahs und dergleichen, die uns "gemeine Leute" als niedere Tiere wahrnehmen, welche für ihre persönliche Bereicherung ausgebeutet und/oder auf dem Schlachtfeld getötet werden, um den Herrschern zu noch größerer Macht zu verhelfen.

Beachte, daß immer wir "gewöhnlichen Leute" ernannt werden und nie und nimmer die Herrscher, um das Bezahlen, das Kämpfen und das Sterben zu erleiden. Sie sitzen einfach in ihren eichengetäfelten oder marmornen Hallen und ernten die Vorteile unserer gegenseitigen Zerstörung.

Unser neues Zeitalter der Gemeinschaft braucht auch hier eine große Veränderung. Wir müssen die Herrscher abschaffen und die Autorität über unser Leben zurück in unsere eigenen Hände nehmen.

Es gibt viele solcher Bewegungen auf der ganzen Welt. Die meisten haben das gemeinsame Leitprinzip, daß Entscheidungen von den betroffenen Menschen gefällt werden müssen, d.h. von den lokalen Gemeinschaften. Wenngleich es notwendig ist, die Kohärenz zwischen den Gemeinschaften aufrechtzuerhalten, haben die Einrichtungen, welche diesem Zweck dienen, eine rein koordinierende Funktion und keine Entscheidungsbefugnis. Die allgemein akzeptierte Auffassung ist, daß das gegenwärtige System "auf den Kopf gestellt" werden muß, um Größenwahnsinnige und ihre Handlungen zu beseitigen, welche der Menschheit als Ganzem und dem von uns betreuten Planeten Schaden zufügen.

Wußtest Du zum Beispiel, daß es für etwa zwei Prozent der Ressourcen, welche derzeit für die Rüstung verschwendet werden, möglich ist, die

Sahara zu bewässern und damit nicht nur einen guten Lebensstandard für Hunderte von Millionen Menschen zu gewährleisten, sondern auch die Dürre zu beenden, welche im letzten halben Jahrhundert große Teile Afrikas geplagt hat?

Viele, wenn auch nicht alle, unserer gegenwärtigen Kriegsmaschinen können leicht modifiziert werden, um in diesem großen Projekt Verwendung zu finden. Es heißt buchstäblich: "Und ihre Schwerter sollen in Pflugscharen verwandelt werden".

Wie bei allem anderen, was mit Deiner Gesundheit und Deinem Wohlbefinden zu tun hat, mußt **Du** Dich entscheiden.

Bitte wähle weise - ich lebe auch hier.

Sei gesegnet

Karma Singh
Juni 2018

In Bearbeitung

Während ich dieses Buch schrieb, wurde mir sofort klar, daß sehr viele Leute fragen werden: "Was ist der spezifische Grund für diese oder jene Krankheit und wie gehe ich damit um?"

Ich kann natürlich nicht jede bekannte sogenannte Krankheit aufzählen - ein solches Buch hätte mehr Seiten als die Bibel. Aber ich kann zeigen, wie man mit den häufigsten Problemen umgeht und belegen, daß viele Unterscheidungen unsinnig sind. Ferner können sehr viele Krankheiten leicht in Gruppen mit der gleichen oder ähnlichen Ursache eingeteilt werden (siehe Seite 110 z.B. Quecksilber).

Da die meisten Daten, welche für diesen zweiten Teil benötigt werden, bereits auf meinem Computer gespeichert sind (mit Sicherheitskopien auf vielen weiteren Computern und externen Festplatten in vier verschiedenen Ländern), dürfte es kein Problem sein, es bis zum Herbst fertig zu bekommen.

Was ich bis jetzt noch nicht habe, ist ein Buchtitel.

Irgendwelche Vorschläge?

Kontakt

Um Kontakt mit dem Autor aufzunehmen, bitte dieses Formular benutzen:
www.hecrl.com/ct

Um Karma Singhs Newsletter (ca. alle 10 Tage) zu erhalten, melde Dich bitte hier an:
www.hecrl.com/news

Weitere Websites und Infos:

www.karmasingh.eu
www.dieanatomiedesgluecks.de
www.der-weg-zur-freiheit.de
www.dasgrippemaerchen.de
www.karmasingh.tv
www.krebsnaund.de
www.warummaennerschnarchen.de
www.diegoettintransmissionen.de
www.dieclearingtransmissionen
www.dlsdl.de
www.zugangzumselbst.de
www.diemantraapotheke.de

Suchet und Ihr werdet finden

Der Schlüssel zum unbegrenzten Manifestieren

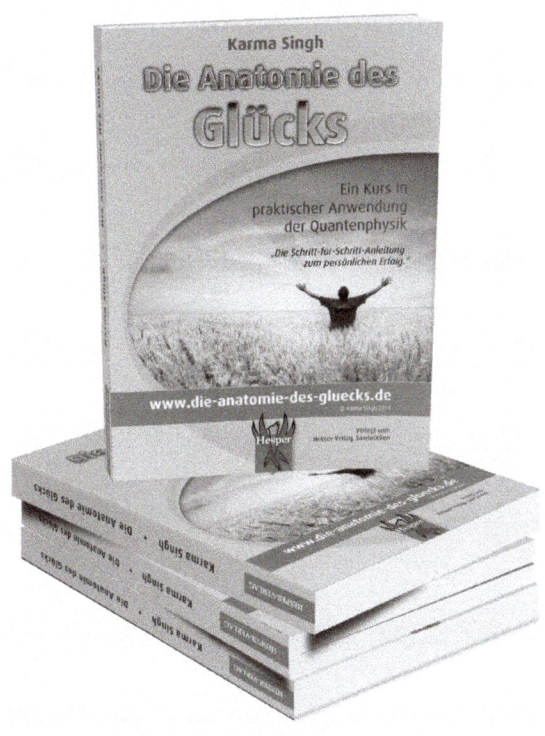

Auch im Buchhandel von Hesper Verlag erhältlich. ISBN 9-78398-326284

Andere Handbücher, Kursen usw. von Karma Singh

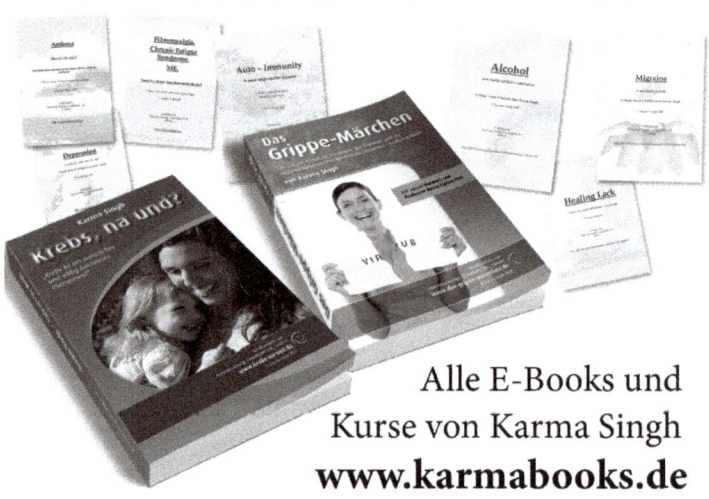

Alle E-Books und
Kurse von Karma Singh
www.karmabooks.de

Diese sind alle E-Bücher ausschließlich als Downloads zu deinem Computer erhältlich.

Es gibt keine gedruckte Ausgaben dieser Bücher.

Alle direkt von der Website

www.karmasingh.eu

Was haben die Bankiers alles mit uns gemacht und wie kommen wir daraus?

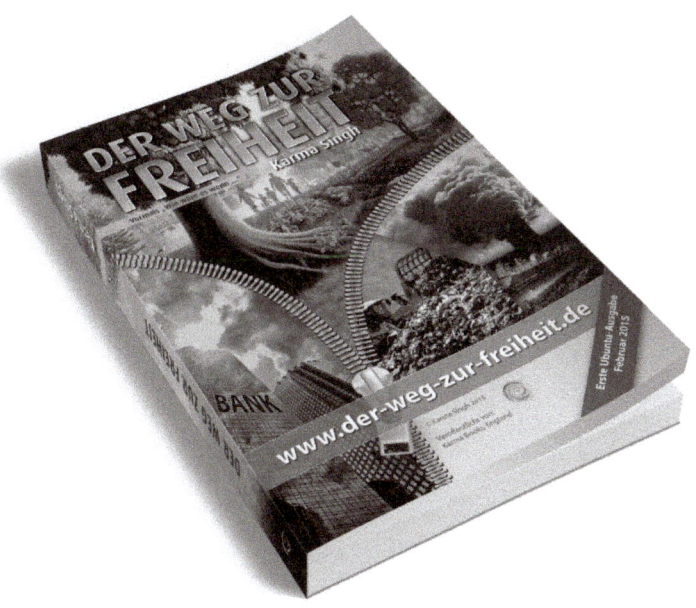

Sowohl als E-Buch als auch gedruckt erhältlich. Ausschließlich von der Website:-

www.der-weg-zur-freiheit.de

Dieses Buch ist <u>NICHT</u> im Handel erhältlich!